远离上呼吸道感染

刘清泉
徐霄龙 主编

中国人口与健康出版社
China Population and Health Publishing House
全国百佳图书出版单位

图书在版编目（CIP）数据

远离上呼吸道感染 / 刘清泉，徐霄龙主编 . -- 北京：中国人口与健康出版社，2024. 9. -- ISBN 978-7-5101-9852-6

Ⅰ . R56

中国国家版本馆 CIP 数据核字第 2024WL6781 号

远离上呼吸道感染
YUANLI SHANGHUXIDAO GANRAN

刘清泉　徐霄龙　主编

策 划 编 辑	张　瑞
责 任 编 辑	张　瑞
装 帧 设 计	侯　铮　华兴嘉誉
插 画 设 计	张秋霞　万　艺
责 任 印 制	林　鑫　任伟英
出 版 发 行	中国人口与健康出版社
印　　　刷	北京旺都印务有限公司
开　　　本	880 毫米 × 1230 毫米 1/32
印　　　张	4.25
字　　　数	78 千字
版　　　次	2024 年 9 月第 1 版
印　　　次	2024 年 9 月第 1 次印刷
书　　　号	ISBN 978-7-5101-9852-6
定　　　价	28.00 元

微 信 ID　中国人口与健康出版社
图 书 订 购　中国人口与健康出版社天猫旗舰店
新 浪 微 博　@ 中国人口与健康出版社
电 子 信 箱　rkcbs@126.com
总编室电话　（010）83519392
办公室电话　（010）83519400　　发行部电话　（010）83557247
传　　　真　（010）83519400　　网销部电话　（010）83530809
地　　　址　北京市海淀区交大东路甲 36 号
邮　　　编　100044

编 委 会

前 言

　　上呼吸道感染性疾病是中医诊疗实践中较为常见的疾病，我国中医古籍《伤寒论》《温热论》《时病论》对此类疾病都有详细论述。上呼吸道感染属于中医感冒、咳嗽等的范畴。中医认为，这类疾病是因为外邪侵入人体，导致机体脏腑功能失调而引起发热、鼻塞、流涕、咽痛、咳嗽、咳痰等临床表现。治疗的总原则是"给邪气以出路，扶正祛邪"。

　　对于普通感冒、流感等急性病，中医药治疗往往能在短时间内减轻症状，如发热、咳嗽、乏力等，抑制疾病进展，加快患者痊愈。

　　以普通感冒为例，感冒从中医分型上来看，常见的有风寒感冒、风热感冒、夹湿感冒和食积感冒。风寒感冒：以怕冷、身痛、咳嗽等为主要症状。风热感冒：以咽干咽痛、口干渴、小便黄、身热等为主要症状。夹湿感冒：除感冒症状外，多有食欲差、腹泻、恶心等症状。食积感冒：多见于儿童，除普通感冒症状外，以食欲差、舌苔腻为主要症状。

　　感冒时可以根据不同症状选择合适的中成药。

发热、怕冷、怕风、无汗、全身疼痛等，可以选择感冒清热颗粒、感冒疏风颗粒、风寒感冒颗粒、荆防颗粒等。发热、怕热、无汗、口干、口苦等，可以选择连花清瘟颗粒、金花清感颗粒。发热、一阵冷一阵热、口干、口苦、胸骨肋骨疼、无胃口等，可以选择小柴胡颗粒。咳嗽、怕冷、无汗、咳痰、痰白、流清水样鼻涕等，可以选择小青龙颗粒或橘红颗粒。咳嗽、怕热、出汗、咳黄痰、流脓涕等，可以选择感冒止咳颗粒或鲜竹沥口服液。

如果是自行服用中成药，建议一次只服用1～2种，坚持服用24～48小时，避免"朝令夕改"。如果是在医生指导下用药，可以同时使用1～3种配伍增效。

经常有患者自行服用中成药治疗上呼吸道感染性疾病。一般而言，自行服药48小时，如症状没有明显缓解，需要到医院就诊。对于老年人、儿童、有慢性基础疾病的人群，发热后自行服药24小时，如体温没有下降迹象，应前往医院就诊。

除了药物治疗，还可以选择中医药特色疗法和饮食疗法，如常用的穴位按揉疗法、推拿疗法、刮痧疗法、药浴疗法、艾灸疗法等。

本书旨在向大众传播上呼吸道感染中医药防治方面的知识，强调家庭防治阶段，帮助家庭成员正确认识、了解上呼吸道感染的防治知识，科学应对上呼吸道感染性疾病的发生。本书内容分为上篇和下篇，上篇是上呼吸道感染的认识部分，包括每个病原体的特征、传播途径、易感人群（高危人群）、特殊人群（小儿、孕妇等）、疾病严重程度、流行季节、是否有潜伏期、病程长短、是否有疫苗、症状表现；下篇是针对发病症状，从中成药推荐、中医药特色疗法、代茶饮、药膳、起居预防和康复方面进行上呼吸道感染性疾病知识的科普。

目　录

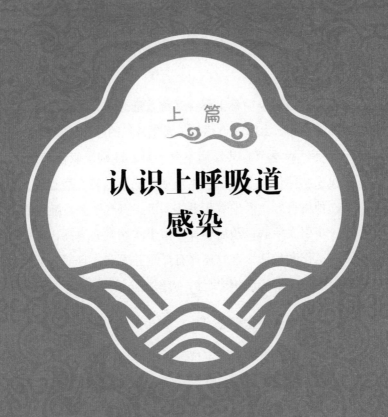

上篇

认识上呼吸道感染

一、什么是上呼吸道感染

上呼吸道感染简称上感，又称普通感冒，是上呼吸道急性炎症的总称。上呼吸道感染是人类常见的感染性疾病之一，多发于冬、春季节。其发病不分年龄、性别、职业和地区，其中免疫功能低下者易感。本病通常病情较轻、病程短、可自愈，预后良好，极少数年老体弱者、有严重并发症者因上感进一步引发疾病，预后不良。由于本病发病率高，患病时可影响工作和生活，有时还伴有严重并发症，且部分上呼吸道感染性疾病有一定的传染性，应积极防治。

（一）什么是上呼吸道

上呼吸道是指解剖学定位，呼吸道是肺呼吸时气流所经过的通道，包括鼻、咽、喉、气管、支气管、肺。医学界以喉为界限分为上呼吸道和下呼吸道，喉以上的部分为上呼吸道，具体指为外鼻孔至环状软骨下缘，包括鼻腔、咽和喉。

（二）什么是感染

感染是指细菌、病毒、真菌、寄生虫等病原体侵入人体所引起的局部组织和全

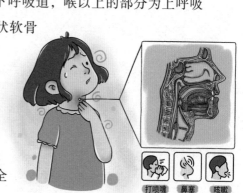

打喷嚏　鼻塞　咳嗽

身性炎症反应。接触病原体并不一定能导致上呼吸道感染，与人体的免疫功能、接触的病原体的数量、病原体的毒力强弱有关，在一定诱因下，如淋雨、受凉、气候突变、过度劳累等使呼吸道的局部免疫力下降，给病原体的增殖提供有利机会，引发上呼吸道感染。老幼体弱、免疫功能低下或有慢性呼吸道疾病者，如鼻窦炎、扁桃体炎者更易发病。贫血、维生素缺乏、长期居住的生活环境较差、空气污染、吸烟及失眠等也是上呼吸道感染的危险因素。上呼吸道感染常见的病原体是病毒和细菌。

1. 病毒性上呼吸道感染

引起上呼吸道感染的主要病原体是病毒，占 70%～80%，其种类繁多，可以达到 200 多种，其中常见的有流感病毒、冠状病毒、呼吸道合胞病毒、鼻病毒、副流感病毒、柯萨奇病毒、麻疹病毒、风疹病毒等。

2. 细菌性上呼吸道感染

引起上呼吸道感染的次要病原体是细菌，占 20%～30%，可单纯发生或继发于病毒感染后，常见的细菌有口腔定植菌，如溶血性链球菌，其次为流感嗜血杆菌、肺炎链球菌和葡萄球菌等，偶见革兰氏阴性杆菌。

（三）为什么上呼吸道感染会反复出现

引起上呼吸道感染的病毒、细菌种类繁多，各病原体之间无交叉免疫，故可反复发病。

成年人上呼吸道出现反复感染，主要是由于机体免疫功能低下，常见于有慢性呼吸系统疾病、糖尿病血糖控制不佳、先天性免疫球蛋白低下等人群。此外，经常熬夜、酗酒、贪凉等有不良生活习惯的人群，也容易出现上呼吸道反复感染。

小儿上呼吸道感染在短时间内反复发作，多为先天性因素，或机体免疫功能低下，或喂养方式不当，或微量元素和维生素缺乏，以及遗传、护理、居住环境等多种因素综合作用的结果。此外，长期偏食、挑食，以及耐寒力差的小儿易患上呼吸道感染。

1.上呼吸道感染常见的症状有哪些

上呼吸道感染是鼻腔、咽和喉部部位被病原体入侵引起的局部或全身性的炎症反应，炎症部位主要表现为红、肿、热、痛等。所以，上呼吸道感染局部炎症反应引起的症状有鼻塞、流涕、咽痛、咽干、声音嘶哑、扁桃体肿大、咳嗽等，体格检查可见鼻黏膜充血肿胀、咽部充血发红等；全身炎症反应可见发热、身痛、头痛、全身乏力、食欲减退等症状。如果突然出现了以上症状，首先要想到是否为上呼吸道感染。

2.上呼吸道感染常见的疾病有哪些

上呼吸道感染若炎症局限在某一部位，即按该部位炎症命名，如急性鼻炎、急性咽炎、急性喉炎、急性扁桃体炎等。此外，常见的还有普通感冒、疱疹性咽峡炎、咽结膜炎、咽－扁桃体炎等。

（徐霄龙　张淑文）

二、上呼吸道感染常见病毒

（一）流感病毒

1.基本信息

流感病毒是一种 RNA 包膜病毒，可在人群中传播流行。主要包括甲、乙、丙、丁四种类型，其中，甲型和乙型流感病毒是导致每年流感季节性流行的主要类型。

流感病毒主要通过空气和呼吸道传播。此外，也能经口腔、鼻腔、眼睛等黏膜直接或间接感染，还能通过接触被病毒污染的物品而感染。我国北方常在冬、春季节流行，但并不局限于这个时间段，南方全年可流行。接种流感疫苗是预防流感最有效的手段之一。每年，卫生机构会根据流感病毒的变化制定新的疫苗配方。流感病毒引起的上呼吸道感染属于自限性疾病，一般来说，感染后 1～4 天内出现症状，其病程为 1～2 周。一些患者在病愈后会感到疲惫和虚弱，可能需要更长的康复时间。

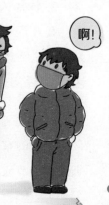

流感病毒很容易被紫外

线和加热灭活，通常 56℃的环境下加热 30 分钟可被灭活。流感病毒也能被强酸强碱灭活，在 pH 值大于 5 或小于 9 时，病毒的感染性很快被破坏。此外，75% 医用酒精喷洒后 5 分钟也能使流感病毒灭活。

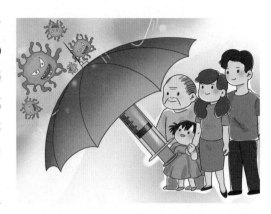

2. 易感人群

人群普遍易感。老年人和患有基础疾病的个体往往更容易受到流感病毒的影响并引发并发症。其中 5 岁以下儿童、65 岁及以上老年人、孕妇，以及患有哮喘、糖尿病、心脏病等慢性基础性疾病的人群更容易并发肺炎等其他严重并发症。因为这些人群的免疫功能相对较弱，难以有效对抗病毒入侵。

3. 特殊人群

在儿童和孕妇中，免疫系统的发育和变化可能使其更容易感染流感病毒。孕妇感染流感病毒还可能导致妊娠并发症，因此需要特别关注。

4. 常见症状

患者的常见症状为发热（甚至 ≥ 39℃的高热）、咳嗽、肌肉和关节酸痛、乏力、头痛、咽痛、鼻塞，以及结膜充血等。儿童或老年人患流感后症状可能不典型，仅表现为食欲下降、恶心、呕吐、腹泻、精神状态变差等。严重者可能导致肺炎、心肌炎、脑炎，甚至多器官功能衰竭等。

（李欣檀）

（二）冠状病毒

1. 基本信息

冠状病毒是一种 RNA 病毒，在自然界中广泛存在，可在人与动物之间传播，于 1937 年从鸡身上分离出来，1965 年首次在人体中分离。冠状病毒分为 α、β、γ、δ 四个属，引起人类感染的主要在 β 属，又细分为 A 群、B 群、C 群和 D 群，包括人冠状病毒 OC43（HCoV-OC43）和人冠状病毒 HKU1（HCoV-HKU1），非典型性肺炎病毒（SARS-CoV）和新型冠状病毒（COVID-19），以及中东呼吸综合征冠状病毒

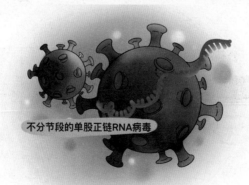

不分节段的单股正链RNA病毒

（MERS-CoV）。α 属中的人冠状病毒 229E（HCoV-229E）和人冠状病毒 NL63（HCoV-NL63）也可引起人和动物感染。

　　冠状病毒粒子呈不规则形状，直径为 60～220nm。病毒粒子外包着脂肪膜，膜表面有三种糖蛋白：刺突糖蛋白、小包膜糖蛋白及膜糖蛋白。

　　冠状病毒感染多发生在早春和秋、冬季节，主要通过呼吸道分泌物排出体外，经唾液、喷嚏、接触传染，并通过空气飞沫传播。目前针对新型冠状病毒，我国已应用三种疫苗，包括灭活疫苗、腺病毒载体疫苗及重组亚单位疫苗。针对冠状病

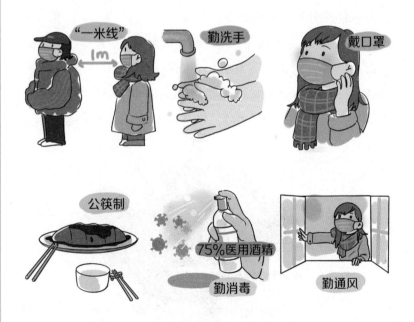

毒预防要做好个人及环境卫生，勤洗手、戴口罩等，注意劳逸结合。人冠状病毒对热敏感，不耐酸、不耐碱，对有机溶剂和消毒剂敏感，56℃加热 30 分钟、乙醚、75% 医用酒精、含氯消毒剂等可有效灭活病毒。

2. 易感人群

人群普遍易感。针对新型冠状病毒感染，有以下情况的人群应重视病情变化，如 65 岁以上人群、有心脑血管疾病（包括高血压）、慢性肺部疾病、糖尿病、慢性肝病、肾脏疾病、肿瘤、维持性透析、免疫功能缺陷人群，肥胖人群，重度吸烟人群，以及晚期妊娠和围产期女性等。

3. 常见症状

冠状病毒是成人和儿童普通感冒的主要病原体之一，潜伏期一般为 2～5 天，典型症状为发热、流涕、咽痛、头痛、咳嗽等，一般病程为 7 天。不同冠状病毒感染人体后症状有所区别，如人冠状病毒 OC43 症状一般比人冠状病毒 229E 严重，非典型性肺炎病毒和中东呼吸综合征冠状病毒可引起较严重的症状，新型冠状病毒可引起咽痛、发热、咳嗽、结膜炎、腹泻、嗅觉和味觉减退等。

（连　博）

（三）呼吸道合胞病毒

1. 基本信息

呼吸道合胞病毒是一种合胞体 RNA 病毒，通过飞沫和气溶胶传播，在冬、春季节流行。感染后会潜伏 2～8 天，潜伏期内无明显的症状。目前还没有针对呼吸道合胞病毒感染的疫苗。

2. 易感人群

各年龄段人群都有可能感染。其中，儿童、老年人、孕妇、身体虚弱等免疫功能低下的人群易感。

3. 常见症状

常见症状有发热、咽痛、咳嗽、流涕等，儿童和老年人甚至会有更严重的呼吸困难、喘憋等。婴儿感染容易发展为肺炎，孕妇感染严重者会导致胎儿早产。

（高子恒）

（四）鼻病毒

1. 基本信息

鼻病毒是一种 RNA 病毒，主要包括 RV-A、RV-B 和 RV-C 三型。据统计，有 50% 以上的上呼吸道感染由鼻病毒引起，鼻病毒主要通过直接接触和气溶胶传播，通过接触后进入到眼睛或鼻黏膜引起感染。一般在感染鼻病毒后 16 小时之内出现症状，并且在 3～4 天内其症状表现达到高峰，出现持续一周的病程。鼻病毒感染的严重程度因年龄、个体差异而异。

全年都可能发生鼻病毒感染，春、秋两季属于发病高峰期。在我国，春、秋两季正处于外出打工、学生返校等人口流动高峰期，且温度变化幅度较大，人体免疫力相对较低，从而容易出现鼻病毒感染致病。此外，鼻病毒也容易在空气流通性较差、人群较拥挤的环境中传播。

目前尚无特异性的疫苗来预防鼻病毒感染，且鼻病毒抗原位点具有高水平的序列变异性，疫苗的开发仍具有挑战，特效抗病毒的药物也有待研制。

2. 易感人群

人群均可感染，儿童与老年人更易感染。

由于儿童处于生长发育阶段，免疫系统还不够健全，其每年可感染 8～12 次，成人每年可感染 2～3 次，且年龄较小的患儿更容易感染；老年人群主要是因为自身生理机能随着年龄的增长而逐渐降低，人体免疫功能衰退，从而成为鼻病毒易感染人群。

3. 特殊人群

特殊人群为患有呼吸道基础疾病者和儿童。对这类人群来说，在鼻病毒感染后将存在引发严重后遗症的可能，不仅会对患者的生活产生严重的影响，还会对家庭造成严重的经济负担，因此需要特别关注。

4. 常见症状

鼻病毒感染后常发生普通感冒，一般表现为头痛、鼻塞、喷嚏、流涕、咽痒或咽痛、咳嗽、咳痰、气喘等症状。亦可发展为急、慢性支气管炎、细支气管炎、支气管哮喘、肺炎等疾病。

（张玉雯）

（五）腺病毒

1. 基本信息

腺病毒是一种直径为 70～90 nm 的没有包膜的颗粒，该病毒对常见消毒剂如乙醚不太敏感，在室温中可存活 10 天左右，但它的耐热性较差，56℃加热 30 分钟就能被灭活，紫外线照射 30 分钟也能将病毒灭活。

该病毒在冬、春季节容易流行，主要通过气溶胶、飞沫、粪－口途径和接触传播。潜伏期一般是感染后的 3～8 天，由于个体差异，感染后部分患者可能会出现无症状的表现。我国目前暂无明确广泛接种的疫苗。

2. 易感人群

各年龄段人群均可感染腺病毒。婴幼儿、老年人、免疫功能低下者，以及医护人员更易感。幼儿园、大学校园等人员聚集处更易发生感染。

3. 特殊人群

在儿童和孕妇中，免疫系统的发育和变化可能使其更容易感染。孕妇感染腺病毒还可能导致妊娠并发症，因此需要特别关注。

4. 常见症状

腺病毒感染可以累及呼吸道、消化道和泌尿道等。感染后多数以急性发热起病，轻者微热（体温 < 37.5℃），重者体温可达 41℃。还会出现不同程度的咽痛、咳嗽、呕吐、腹泻、眼睛发红、干痒、视力减退等症状。呼吸道症状严重时会出现呼吸困难甚至窒息等后果。病程通常在 1～2 周，由于个体差异，部分患者在病愈后可能需要一段时间康复。

（李亚可）

（六）副流感病毒

1. 基本特征

副流感病毒是一种 RNA 包膜病毒，分为 4 种亚型，副流感病毒 1 型和副流感病毒 3 型属于呼吸道病毒属，而副流感病毒 2 型和副流感病毒 4 型属于腮腺炎病毒属。4 种亚型的发生率都有所不同。研究表明，副流感病毒 3 型是临床最易感染的亚型。其中，1型、2型最易感染3～5岁的学龄前儿童；3型检出率最高，1岁以下婴儿的感染率最高。

副流感病毒以呼吸道飞沫为主要传播途径，潜伏期为1～7天，病程通常较短，一般是1～2周。但在一些高危人群中，则需要更长的康复时间，并且可能留下后遗症。目前尚无特定的副流感病毒疫苗。因此，环境的消毒非常重要，居家消毒可以用酒精、碘伏、碘酊等。

2. 易感人群

副流感病毒感染主要影响儿童和免疫系统较弱的成人，以及老年人和患有慢性疾病的人群。

3. 特殊人群

婴幼儿和免疫缺陷人群更易感染，需要特别关注。

4. 常见症状

副流感病毒的症状与流感病毒相似，包括发热、咽痛、咳嗽、流感样症状等。初期可能表现为寒战、头痛，逐渐出现呼吸急促、声音嘶哑等症状。在高危人群中，副流感病毒可能会引起更严重的呼吸道疾病，甚至威胁生命。

副流感病毒1型会引起喉炎、气管炎和支气管炎，主要发生在6～36个月的婴幼儿。早期症状与普通感冒相似，继而出现发热和有"破裂音"的咳嗽，声音嘶哑或尖锐。上呼吸道梗阻导致的呼吸衰竭虽然比较少见，但却是潜在的致命并发症。副流感病毒 2 型会引起类似疾病，但严重程度通常较低。副流感病毒 3 型会引起婴幼儿、免疫功能低下的儿童和成人发生肺炎及支气管炎。

（李欣橦）

（七）柯萨奇病毒

1. 基本信息

柯萨奇病毒是一种常见的经呼吸道和消化道感染人体的病毒，主要通过消化道和呼吸道传播，还可通过人与人之间的直接接触或间接接触，以及被病毒污染的食品、衣物、用具而传播。本病一般在夏、秋季节流行。柯萨奇病毒的潜伏期通常较短，一般来说，感染后 1～3 天内出现症状。

2. 易感人群

儿童。

3. 特殊人群

特殊人群是婴幼儿，免疫系统的发育和变化可能使其更容易感染。

4. 常见症状

柯萨奇病毒 A 型感染起病急，可有流涕、咽痛、发热。常见的感染性疾病为疱疹性咽峡炎，即在鼻咽部、会厌、舌和软腭部出现小疱疹，黏膜红肿，淋巴滤泡增生、渗出，扁桃体肿大，伴吞咽困难、食欲下降。皮疹可为疱疹和斑丘疹，主要分布于躯干外周侧、背部、四肢背面，呈离心性分布，尤以面部、手指、足趾、背部皮疹多见。柯萨奇病毒 B 型感染引起特征性传染性胸肋痛，可合并诸多疾病。

（杜　元）

（八）麻疹病毒

1. 基本信息

麻疹病毒是一种 RNA 病毒，通过密切接触和飞沫传播。该病毒常在冬、春季节流行，潜伏期一般为 10～14 天。麻疹的病原体是麻疹病毒，麻疹属于自限性疾病，病程一般为 14～21 天。接种疫苗是有效的保护措施。麻疹病毒不耐高温，且一般的消毒剂都可以使其灭活。

2. 易感人群

不同年龄阶段人群均可易感，但最常见于儿童。

3. 特殊人群

未接种疫苗者、免疫功能低下者及孕妇。未接种疫苗的幼儿和孕妇出现严重麻疹并发症的风险最高。

4. 常见症状

典型症状是发热，伴有红色斑丘疹，急性起病，前驱症状为咳嗽、流鼻涕、结膜炎和烦躁不安，持续 2～4 天。口腔黏膜出现直径约 1.0mm 的灰白色小点，外有红色晕圈的柯氏斑。出疹期多出现在发热后的 3～4 天，体温突然升高至 40～40.5℃，皮疹从头部到躯干和四肢进展。恢复期为出疹的 3～4 天后，皮疹开始消退，消退顺序与出疹时相同。疹退后，皮肤留有糠麸状脱屑及棕色色素沉着，7～10 天痊愈。并发症包括失明、脑炎、严重腹泻、耳部感染等。

（赵春霞）

（九）风疹病毒

1. 基本信息

风疹病毒是一种 RNA 病毒，经密切接触、呼吸道和母婴传播。飞沫、接触感染者的分泌物（最常见的是鼻咽分泌物）或被病毒污染的物品都有可能引发感染。妊娠期感染风疹病毒后可经垂直传播导致胎儿先天性畸形。该病毒常在冬、春季节流行，潜伏期一般为 14 天。风疹的病原体是风疹病毒，风疹属于自限性疾病，病程一般为 14～21 天。疫苗接种是有效的保护手段，育龄期女性应在接种疫苗 4 周后再考虑妊娠。风疹病毒疫苗在孕期禁用。风疹病毒不耐热，对紫外线、乙醚敏感。

2. 易感人群

不同年龄阶段人群均易感。

3. 特殊人群

儿童及育龄期女性。

4. 常见症状

感染风疹病毒后通常症状轻微，常见症状有轻度发热、鼻塞、流鼻涕、眼睛红痒、耳后及颈部淋巴结肿大伴有压痛、出疹，但感染风疹后也可仅表现为发热而无皮疹。淡红色斑丘疹多在发热后 1～2 天内出现，从头面部迅速扩散到躯干四肢，持续时间为 3～4 天。成年女性还可能会出现关节痛和关节炎，最常见的受累关节是手指、手腕和膝盖。风疹病毒还可通过胎盘传给胎儿而致各种先天性缺陷，称为先天性风疹综合征。

（赵春霞）

三、上呼吸道感染常见细菌

（一）溶血性链球菌

1. 基本信息

溶血性链球菌属于革兰氏阳性球菌，分为甲、乙、丙三型。其中乙型溶血性链球菌具有完全的溶血性，致病力强，能够引起多种疾病。

溶血性链球菌广泛存在于水、空气、尘埃、粪便及健康人和动物的口腔、鼻腔、咽喉中，通过直接接触、空气、飞沫或皮肤、黏膜、伤口感染传播。上呼吸道感染患者是主要的传染源之一。被污染的食品，如奶、肉、蛋及其制品也会引起感染。潜伏期一般为 2～5 天。

2. 易感人群

各年龄段人群均可易感，其中 5～15 岁的儿童最为常见，其次为学龄儿童家长以及与儿童经常接触的其他成年人。人员密集场所，如学校、托幼机构、集中办公场所、养老院等是溶血性链球菌感染的高发场所。

3. 常见症状

比较常见的感染性疾病有咽炎、猩红热、肺炎、皮肤脓肿等，常见的感染症状有咽痛、发热、皮疹、咳喘等。若反复感染及侵袭性感染，也可造成自身免疫性疾病和败血症等。

4. 预防

在预防方面，家里应注意开窗通风消毒，每日通风 2～3 次，每次至少 30 分钟；秋、冬季节注意保暖；定期对空调等通风设备进行消毒清洁；做好手部卫生，如七步洗手法；前往密闭空间及人员聚集场所要戴好口罩；夏季高温高湿，注意食品保存卫生安全；儿童和成人咳嗽、打喷嚏时要注意遮挡口鼻；出现发热、皮疹及咽痛症状，应及时就医，避免带病上班、上学。

（连　博）

（二）流感嗜血杆菌

1. 基本信息

流感嗜血杆菌是一种细菌，并非此前介绍的流感病毒，属于革兰氏阴性杆菌。流感嗜血杆菌分为有荚膜菌株和无荚膜菌株两种，根据荚膜多糖结构和抗原性的不同，分为 a～f 6 个血清型，其中 b 型流感嗜血杆菌的毒力最强。流感嗜血杆菌主要经打喷嚏、咳嗽或者接触传播。

2. 易感人群

各年龄段人群易感，5 岁以下婴幼儿感染后可能引起全身性疾病。

3. 常见症状

大部分流感嗜血杆菌是机会性感染细菌，大多继发于流感或其他上呼吸道感染性疾病，临床表现主要取决于其不同的感染部位，如引起中耳炎、结膜炎、鼻窦炎、会厌炎、脑炎等。其中，会厌炎会表现为发热、咽痛、吞咽困难及呼吸困难。

4. 预防

在预防方面，除做好手部卫生、佩戴口罩等，接种疫苗也是十分必要的。我国生产并已上市 b 型流感嗜血杆菌结合疫苗，也有联合疫苗，如五联疫苗，是含有吸附无细胞百白破疫苗、脊髓灰质炎灭活疫苗和 b 型流感嗜血杆菌疫苗的联合疫苗。疫苗的接种对于 b 型流感嗜血杆菌的预防有明显作用。

（连　博）

（三）肺炎链球菌

1. 基本信息

肺炎链球菌为链球菌科的一种球状细菌，革兰氏染色阳性，根据荚膜免疫血清试验，可将肺炎链球菌分为 85 个亚型，致病菌以 1～14 型常见，其中 3 型毒力最强。

肺炎链球菌通常寄居于正常人的鼻 – 咽腔，多数不致病，只有少数有毒力。当人体抵抗力下降时，引起感染。肺炎链球菌抵抗力较弱，56℃的环境下加热 15～30 分钟即可被灭活。对一般消毒剂敏感，如 75% 医用酒精、碘伏、过氧乙酸和氯已定等。肺炎链球菌主要通过飞沫传播，冬季与初春季节多见，常与呼吸道病毒感染并行。

2. 易感人群

多为婴幼儿、青壮年和老年人，男性较多见。吸烟、有肺部基础疾病及免疫抑制者等较容易感染。感染后可获得特异性免疫，同型菌二次感染少见。

3. 常见症状

肺炎链球菌是引起社区获得性肺炎（即肺炎）的主要病原微生物。在罹患肺炎之前，常有上呼吸道感染的表现，如发热、恶寒、咳嗽、头痛、全身肌肉酸痛等。

4. 预防

在预防方面，应做好手部卫生、佩戴口罩、注意避免淋雨、淋雪受寒，避免疲劳等。我国已经上市肺炎链球菌疫苗，包括 13 价肺炎球菌多糖结合疫苗和 23 价肺炎球菌多糖疫苗，二者分别对 13 种不同型和 23 种不同型肺炎链球菌有预防效果。

（连　博）

（四）葡萄球菌

1. 基本信息

葡萄球菌属于革兰氏阳性球菌，因其常堆聚成葡萄串状而命名。葡萄球菌是最常见的化脓性球菌，呈球形或稍呈椭圆形，直径约 1.0μm，排列成葡萄状，代表种类有金黄色葡萄球菌。

在正常情况下，健康成年人的鼻腔里和皮肤上就有葡萄球菌，当皮肤破损或有其他损伤时，可引起葡萄球菌感染。葡萄球菌通过直接接触或接触受污染的物品传播，较少情况下通过吸入感染者打喷嚏或咳嗽时溅出的飞沫传播。

2. 易感人群

新生儿、有慢性病者、免疫缺陷人群、烧伤或创伤人群易感。

3. 常见症状

葡萄球菌能感染身体的任何部位，不同位置所感染的症状有所不同。一般情况下，葡萄球菌感染能产生包裹性积脓，如疖、痈、肺炎等。

4. 预防

在预防方面，应做好手部卫生、佩戴口罩、注意食品保存、皮肤损伤时注意消毒等至关重要。目前我国重组金黄色葡萄球菌疫苗进入临床研究阶段，尚未上市。

（连　博）

四、中医如何认识上呼吸道感染

中医认为，上呼吸道感染是外邪侵入人体导致，常见的外邪有风、寒、暑、湿、燥、火等六淫之邪和毒邪。

（一）外感六淫邪气

正常情况下，自然界存在着风、寒、暑、湿、燥、火，六种正常的气候变化，称为六气，六气既是天地万物生长化收藏的必要条件，又是人类赖以生存的自然条件，对人体是无害的，不会导致人体发病。当六气太过或者不及，超过了一定的限度，使机体不能与之相适应，就会导致疾病的发生，称为六淫。六淫是超过了限度的六气，是风、寒、暑、湿、燥、火，六种外感病邪的总称。六淫致病多从肌表或口鼻等由外而入，不同的季节和地区有不同的病邪和疾病。

1. 风邪

风邪致病，四季皆有，为六淫之首，作为外邪致病的先导，常夹杂着其他外

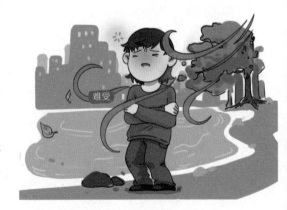

难受

邪一同侵犯人体，如风邪夹寒、夹暑、夹湿、夹燥、夹热、夹毒等。风邪的特点是轻扬开泄，常见症状为恶风，汗出等。

2. 寒邪

寒为冬季主气，外感寒邪，多见于冬季。此外，气温骤降、淋雨涉水、汗出当风、贪凉露宿、过饮寒凉多为感受寒邪的途径。

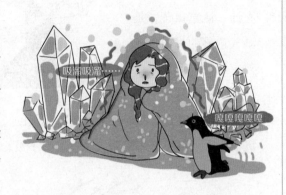

寒邪的特点是收引凝滞，常见恶寒，发热，无汗，头身肢节疼痛等症状表现。

3. 暑邪

暑为夏季的火热之邪，特指夏至以后，立秋以前，具有明显的季节性。暑性炎热，易伤津耗气，易夹湿邪，常表现为壮热

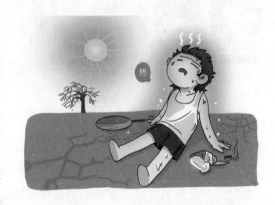

面赤，大汗出，口大渴，或气短乏力，少气懒言，四肢倦怠，胸闷呕吐，或心烦不宁等。盛暑之时过于贪凉饮冷，容易兼夹寒湿之邪，出现相应症状。

4. 湿邪

夏季的最后一个月为长夏，长夏雨水充沛、氤氲熏蒸，是湿气最盛的月份。此外，居处潮湿、淋雨涉水也是湿邪致病的

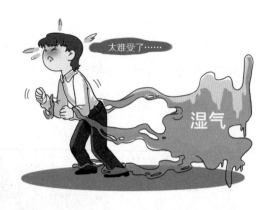

因素。湿有重浊、黏滞不爽、阻遏阳气的特点，常出现头部昏沉，头重如裹，脘痞腹胀，大便黏滞不爽，身体困重等症状。

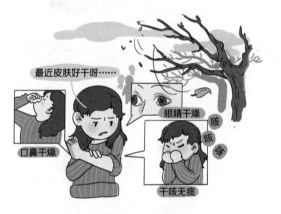

5. 燥邪

燥为秋天主气，燥邪多从口鼻而入，首先犯肺，易伤津液。常出现舌干口燥，鼻干咽干，干咳少痰等症状。

6. 火邪

火邪、热邪和温邪异名同类，在程度上有所差别，温为热之渐，火为热之极。火热为阳邪，其性炎上，伤津耗气，常出现高热面赤，咽喉肿痛，口舌生疮，牙龈肿痛，口渴喜饮，咽干舌燥，小便短赤，大便秘结等症状。

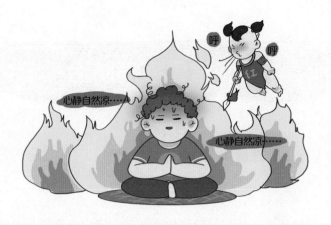

（二）外感毒邪

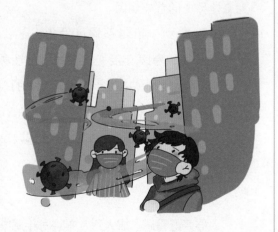

　　"毒邪"又称为"疫气""疫毒""疠气"等，是不同于"六淫"的一类外感之邪，具有传染性、流行性、强致病性的特点。"疫毒"致病包含了很多现代临床上的传染病。上呼吸道感染的"毒邪"致病常有两个特点，一是传染性，如流感、新冠病毒感染等；二是症状表现更严重，对人体造成的损伤更严重，如咽痛严重导致的"刀片嗓"等。

（连　博　张淑文）

五、常见疾病防治

（一）急性鼻炎

1. 基本信息

急性鼻炎是鼻黏膜的急性炎症，大多由鼻病毒、冠状病毒、腺病毒等病毒引起，少数由细菌引起，各种上呼吸道感染为急性鼻炎的首要病因。

急性鼻炎一年四季均可发生，冬、春季节多见，多发于气候突变、寒暖交接变化之时。急性鼻炎的潜伏期一般为1～3天，起病时鼻内有干燥及痒感，打喷嚏，随即出现鼻塞并逐渐加重，流清水样鼻涕，以后鼻涕变成黏液性，合并细菌感染时，鼻涕变为脓性。如无并发症，急性鼻炎在7～10天后痊愈。

2. 易感人群

人群普遍易感。成人通常平均每年感染2～5次，儿童每年可发病6～10次，免疫系统退化的老年人，其发病率有所上升。

3. 特殊人群

儿童和妊娠期妇女。

儿童正处在生长发育期，身体免疫机制还不完善，对感冒或外界环境变化的抵抗能力相对较弱，急性鼻炎极易迁延不愈成慢性鼻炎，严重时会引起儿童智力发育障碍、中耳炎及支气管哮喘等，影响儿童的学习和生长发育，若不及时规范诊治可引起腺样体肥大、分泌性中耳炎、阻塞性睡眠呼吸暂停低通气综合征等并发症，我们应该重视。

妊娠期鼻炎是妊娠期妇女的常见疾病，通常于妊娠期最后 6 周或以上出现鼻塞症状，不伴随其他鼻部症状，同时也没有其他上呼吸道感染迹象，且鼻塞症状可于分娩后 2 周内完全消失。虽然妊娠期鼻炎是一种自限性疾病，但是妊娠期持续的鼻塞症状不仅会影响妊娠期女性的睡眠质量、营养摄入和情绪，还可能会引起高血压、糖尿病、子痫、胎儿宫内发育迟缓、早产、充血性心力衰竭等多种围产期并发症。因此，妊娠期鼻炎需要引起我们的关注。

4. 常见症状

急性鼻炎整个病程分为 3 期，每一期的症状表现都不同。前驱期为发病数小时或 1～2 天，表现为鼻腔瘙痒、鼻内干燥、有灼热或异物感，伴有全身恶寒或不适。卡他期为发病第 2～7 天，表现为鼻塞、打喷嚏、流清水样鼻涕或黏液性分泌物，伴嗅觉减退，说话有闭塞性鼻音，全身症状有发热、乏力、倦怠、食欲减退等。恢复期可见清水样鼻涕减少，鼻涕逐渐变黏液性，全身症状减轻，如无并发症，一般 7～10 天痊愈。

急性鼻炎和过敏性鼻炎一样吗？

这两种疾病不一样，在病因、症状、专科检查、病程与恢复等多个方面存在显著差异。

▶ 病因不同

急性鼻炎多由鼻病毒、冠状病毒、腺病毒等引起，少数由细菌引起，是上呼吸道感染的一种表现。

过敏性鼻炎是由特应性个体接触变应原（如花粉、尘螨、动物皮毛等）后相互作用而诱发。通俗地说，是过敏体质的人接触到过敏原导致过敏性鼻炎发作，这是一种非感染性疾病，是免疫状态失衡导致的鼻腔炎症反应。

▶ 症状不同

急性鼻炎主要为鼻部症状，如打喷嚏、鼻塞、流清水样鼻涕，也可有咳嗽、咽干、咽痒或灼热感，部分患者还可出现发热、畏寒、头痛、乏力等全身症状。这些症状通常在上呼吸道感染得到控制后会逐渐缓解。

过敏性鼻炎的典型症状为阵发性喷嚏、流清水样鼻涕、鼻塞和鼻痒，部分伴有嗅觉减退。这些症状通常在接触过敏原后迅速出现，并可能持续存在，直到过敏原被消除或症状得到控制。过敏性鼻炎的患者通常不会出现上呼吸道感染所伴随的全身症状。

▶ 专科检查不同

急性鼻炎的患者在体检时，可见鼻腔黏膜充血、水肿、有分泌物、咽部有轻度充血。

过敏性鼻炎的患者在体检时，鼻黏膜主要以苍白、水肿为主，从发病到症状结束始终以流清水样鼻涕为主。

▶ 病程与恢复不同

急性鼻炎所导致的病情较轻、病程短，为自限性疾病。多数患者预后良好，一般在 7～10 天内可痊愈。

过敏性鼻炎通常不能彻底治愈，容易因天气变化、接触变应原等因素复发。治疗上以抗过敏为主，一般只能缓解症状和预防发作。

因此，急性鼻炎和过敏性鼻炎并不一样，需要根据患者的具体症状和体征进行鉴别诊断和治疗。

5. 家庭常备中成药

症状表现：鼻塞时轻时重、流清水样鼻涕或浊涕、前额头痛、反复感冒、自汗乏力等。

推荐中成药：通窍鼻炎片 / 胶囊 / 颗粒、香菊片、辛芩颗粒。

症状表现：鼻塞、流脓鼻涕、口苦、嗅觉减退、鼻痒气热等。

推荐中成药：霍胆丸、鼻渊舒口服液、千柏鼻炎片 / 胶囊。

症状表现：恶风寒、鼻塞、流清水样鼻涕。

推荐中成药：感冒清热颗粒、荆防颗粒。

6. 中医药特色疗法

（1）穴位按压

对于上呼吸道感染引起的鼻塞、流涕，可以对以下穴位进行按摩指压，以穴位酸痛为度。一般情况下，每个穴位每次指压时间为 10～20 秒，按压 3～5 次即可。

① 迎香

取穴：位于鼻翼外缘中点旁开 0.5 寸，鼻唇沟正中。

本穴一般不用灸法，多用针法或按压法治疗。

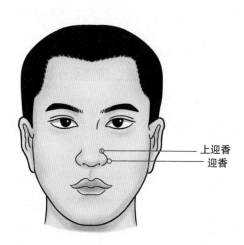

② 上迎香

取穴：在面部，当鼻翼软骨与鼻甲的交界处，近鼻唇沟上端处。

注意事项

针灸可向内上方斜刺 0.3～0.5 寸；可灸可按压。

（2）穴位贴敷

制作方法：将中药延胡索、甘遂、白芥子、细辛和麻黄按 2：2：4：2：2 的比例进行混合并研成细末，鲜姜去皮榨汁，将药物粉末和鲜姜汁按 1：1 的比例调成糊状，并置于 5cm×5cm 大小的一次性穴位贴上待用。

选取穴位：风门、肺俞、肾俞、脾俞、大椎、定喘。

（3）熏鼻疗法

材料：白芷、荆芥、紫苏叶、陈皮各 5 克，细辛 1 克，辛夷、防风、苍耳子各 3 克。

操作方法：以上药物加水 1000 毫升，浸泡 10 分钟，大火煮开 3 分钟后关火，当药汤蒸气适宜时，用鼻子去嗅药汤散发出来的热气，直到热气消失。

注意事项

药汤温度不可过高，一开始头部可距离药汤 30 厘米以上，随温度下降，可逐步靠近药汤。

（4）足浴疗法

足浴疗法是对足底经脉进行刺激，进而推动全身阳气的运行，且药性可上行鼻窍，加速鼻内气血的流动。

材料：紫苏叶、艾叶各20克，苍耳子、辛夷、桂枝、干姜各10克。

操作方法：以上药物加水2000毫升，浸泡10分钟，大火煮开5分钟后关火，当药汤温度适宜时，可将双足浸泡于药汤内，时间以10～15分钟为宜。

注意事项

药汤温度不可过高，以防烫伤。浸泡过程中患者如果出现大汗淋漓则及时停止足浴，同时给予补充水分。

（5）代茶饮

辛夷通鼻茶

材料：薄荷10克，辛夷15克，苍术20克。

做法：将薄荷、辛夷、苍术一起冷水下锅，水沸后改小火再煮5分钟即可，凉温后饮用。

（6）厨房里的小药材

① 白芷羊肉汤

症状表现：感冒症状基本消失，发热已退，但仍流清水样鼻涕、怕冷、食欲不振、乏力。

材料：羊腿瘦肉150克，生姜30克，白芷20克。

做法：将以上材料放入锅中，加水 500 毫升，隔水蒸 1 小时，喝汤前加白胡椒、葱白、香菜适量。

适用于风寒导致的鼻塞流涕患者。

②红豆利鼻汤

症状表现：感冒症状基本消失，发热已退，但仍流黄涕、怕热、口干。

材料：红豆、牛蒡子各 100 克，辛夷、薄荷各 10 克，桑叶 30 克，白糖适量。

做法：先将红豆浸泡一夜后再放入牛蒡子，加水 1000 毫升煮至二者软烂，后将辛夷、薄荷、桑叶用纱布包煮 5 分钟，去掉纱布包煎的药材，加入白糖搅匀，每日 1 次，连服 3 剂，为 1 个疗程。

适用于风热感冒，以发热、咽干、口渴为主要表现的患者。

（白颖璐）

（二）急性咽喉炎

1. 基本信息

急性咽喉炎的病原体主要是病毒，如腺病毒、鼻病毒、流感病毒、冠状病毒和呼吸道合胞病毒等，有时也可为疱疹病毒、巨细胞病毒或人类免疫缺陷病毒。而细菌感染以链球菌、葡萄球菌和肺炎双球菌为主，其中以 A 组乙型链球菌引起者最为严重，细菌或毒素进入血液，甚至会发生远处器官的化脓性病变，称为急性脓毒性咽喉炎。

急性咽喉炎主要通过空气和呼吸道传播。携带者通过咳嗽、打喷嚏等行为排出飞沫，受感者通过呼吸吸入病毒，从而感染。通常在秋、冬季节及冬春之交流行，但并不限于这个时间段，也可以在其他季节发生。潜伏期较短，多在感染后的2～4 天内出现症状。

虽然目前没有专门针对此病的疫苗，但可通过接种流感病毒疫苗、肺炎链球菌疫苗等预防与咽喉炎相关的疾病。并且咽喉炎的病原体易被加热或紫外线灭活，通常在 56℃的环境下加热 20 分钟即可被灭活。此外，如酒精、碘伏、碘酊等常用消毒剂也可将其灭活。

2. 易感人群

人群普遍易感。以下人群多见。

长期过度用嗓者：如教师、歌手等。因教师会长时间暴露在粉尘中讲课；歌手经常长时间、高分贝用力发声，所以患咽喉炎的概率较大。

长期抽烟喝酒、吃辛辣食物者：此类人群的生活和饮食习惯会对咽喉部造成刺激，而易患咽炎。

长期接触粉尘、有害气体的人：此类人群因长期接触粉尘或有害气体容易导致咽喉部受损，而易患咽喉炎。

鼻炎、慢性扁桃体炎、牙周炎等疾病患者。

3. 特殊人群

5 岁以下儿童、65 岁及以上老年人、孕妇等免疫系统相对较弱的人群。

4. 常见症状

成年人以咽部症状为主，病初咽部有干痒、灼热感，时有疼痛，吞咽时加重，唾液增多，咽侧索受累则有明显的耳痛。体质偏弱的成人或小儿则全身症状显著，有发热、怕冷、头痛、食欲不振、四肢酸痛等症状。

5. 家庭常备中成药

症状表现：咽喉肿痛、声音嘶哑。

推荐中成药：西瓜霜润喉片、六神丸。

症状表现：咽喉肿痛、发热、咳嗽。

推荐中成药：黄氏响声丸、牛黄解毒片。

症状表现：咽喉肿痛、咳嗽、痰多。

推荐中成药：桔梗甘草片、复方甘草片。

症状表现：咽喉肿痛、声音嘶哑、咽干。

推荐中成药：金嗓子喉片、双黄连口服液。

6. 中医特色疗法

（1）针灸疗法

可选择少商、少泽、合谷、尺泽、内庭、关冲、商丘、内关等穴位进行针灸，以宣泄邪热、清利咽喉。其中，少商是治疗咽喉证的主穴，有清泻肺热、消肿利咽的作用。每次选3～4个穴位，每日1～2次，7～10天为一个疗程。

（2）推拿疗法

按压少商、按揉天突、合谷、廉泉和翳风，点按大椎，每日1～2次，每次每穴2～5分钟。

7. 预防

平时要注意保养喉咙，避免过度用嗓、受凉和接触烟尘等刺激性物质。饮食上宜清淡，避免进食辛辣、油腻、煎炸等食物，多吃新鲜蔬菜、水果，保持大便通畅。此外，要保持良好的情绪，避免过度疲劳，以免耗伤正气，降低抵抗力。

（范志朔）

（三）急性扁桃体炎

1. 基本信息

急性扁桃体炎的主要致病微生物是病毒，有腺病毒、鼻病毒、流感病毒、冠状病毒、疱疹病毒、巨细胞病毒等。

其传播方式有三种：一为飞沫传播，是急性扁桃体炎的主要传播方式。健康者在与急性扁桃体炎患者交谈的过程中，病毒可通过说话、打喷嚏、咳嗽等方式，致使健康者吸入夹杂有病毒的飞沫感染此病。二为接触传播，以间接接触传播为主。通过间接性接触急性扁桃体炎患者污染过的毛巾、牙刷、浴巾等生活用品，从而间接感染致病菌，引起急性扁桃体炎。三为气溶胶传播，急性扁桃体炎患者在说话、咳嗽、呼吸、打喷嚏时，携带有病毒的微小颗粒会进入空气中，健康者吸入空气后可感染此病。

本病的高峰期多为春、秋两季，潜伏期较短，多在感染后的2～4天内出现症状。目前没有专门针对急性扁桃体炎的疫苗，故应及时对环境进行消毒，居家可以用75%医用酒精、碘伏、碘酊等常用消毒剂消毒。

2. 易感人群

人群普遍易感。其中，5岁以下儿童、65岁及以上老年人的免疫系统相对较弱，较难对抗病原体入侵。

3. 特殊人群

儿童等免疫力低下的人群应着重防范急性扁桃体炎。

4. 常见症状

本病起病急，常见症状有畏寒、高热，体温可达39～40℃。幼儿可因高热而发生抽搐、呕吐或昏睡、食欲不振、便秘，以及全身酸懒等症状，伴有明显咽痛，吞咽时尤甚。剧烈疼痛者可放射至耳部，幼儿常因不能吞咽而哭闹不安。儿童因扁桃体肿大影响呼吸进而影响其睡眠质量，夜间常惊醒。

5. 家庭常备中成药

症状表现：发热、咽痛、扁桃体红肿。

推荐中成药：银翘散、桑菊饮。

症状表现：高热、扁桃体化脓。

推荐中成药：普济消毒饮、清喉利咽汤。

症状表现：口渴、咽干痛、便秘。

推荐中成药：凉膈散、黄连上清丸。

症状表现：咽干、喉痛、扁桃体红肿。

推荐中成药：知柏地黄丸、养阴清肺汤。

6. 中医特色疗法

（1）中药外敷

推荐使用冰硼散、西瓜霜喷剂等外用药物，局部涂抹于患处，以达到养阴清肺、利咽解毒的作用。

（2）针灸疗法

针灸治疗可选择少商、合谷、天突、列缺、风池、足三里等穴位进行针灸，具有清热利咽止痛的功效。每次选3～4个穴位，每日1～2次，5～7天为一个疗程。

（3）穴位按摩

可选择按压少商、点揉天突、按揉合谷、点按大椎、按揉风池，通常操作时间不宜过长，每日每穴2～5分钟即可。

7. 预防

在预防方面，中医强调日常保健与调护。要注意避免过度劳累，保持充足睡眠；饮食宜清淡，避免进食辛辣、油腻食物，多吃新鲜蔬果；戒烟限酒，减少烟酒对咽喉的刺激；注意口腔卫生，定期清洁口腔，防止细菌感染；保持良好的情绪，避免情志不畅。

（范志朔）

（四）急性喉炎

1. 基本信息

急性喉炎是喉黏膜的急性卡他性炎症，常继发于急性鼻炎、鼻窦炎、急性咽炎，是整个上呼吸道感染的一部分，也可单独发生。日常生活中大声喊叫、过度用嗓、剧烈咳嗽等也可引起急性喉炎。急性喉炎多发于冬、春季节。

2. 易感人群

人群普遍易感，男性患病多于女性。长期用嗓者，如教师、歌手等，以及从事粉尘、有害气体工作的人员需要做好防护。

3. 特殊人群

5 岁以下儿童需要特别注意。

因小儿的喉腔狭小，喉软骨柔软，会厌软骨舌面、杓状软骨、杓状会厌襞、室带和声门下区黏膜下组织松弛，黏膜淋巴管丰富，发炎后容易肿胀发生喉阻塞。且小儿急性喉炎发病迅速、变化快，表现为声嘶、喉鸣、犬吠样咳嗽、吸气性呼吸困难等，严重的会出现呼吸困难、面色发绀、烦躁不安、鼻翼煽动、出冷汗，可危及生命，需及时送往医院救治。

4. 常见症状

急性喉炎表现为声音嘶哑、喉部疼痛、咳嗽、呼吸困难、发热等。轻者发音时音质失去圆润、清亮，音调变低、变粗；重者发音时声音嘶哑，非常严重时只能作耳语，甚至完全失音，喉部有不适、干燥、烧灼感或异物感，甚至出现吞咽困难。

急性咽喉炎和急性喉炎一样吗

二者不一样。急性咽喉炎的发病部位在咽腔，有咽干、咽痒、咽部疼痛、异物感、痰液等症状；急性喉炎的发病部位在喉，以声音嘶哑、喉部疼痛为主要症状。二者的发病部位和症状有所不同。

5. 家庭常备中成药

症状表现：受凉后突然出现声音不扬，甚至失声，喉部疼痛，怕冷，流清水样鼻涕。

推荐中成药：感冒清热颗粒、风寒感冒颗粒、荆防颗粒等。

症状表现：声音嘶哑，喉部疼痛、有灼热感，发热，轻微怕冷。

推荐中成药：蓝芩口服液、西瓜霜润喉片、金喉健喷雾剂、金嗓子喉片、小儿豉翘清热颗粒等。

6. 中医特色疗法

（1）按揉穴位选择

人迎：人迎位于颈部，喉结旁，当胸锁乳突肌的前缘，颈总动脉搏动处。可用食指点按或按揉1分钟。

合谷：合谷在手背，第1、2掌骨间，当第二掌骨桡侧的中点处；或以一手的拇指指骨关节横纹，放在另一手拇、食指之间的指蹼缘上，当拇指尖下是本穴。可用拇指点按或按揉1分钟。

（2）刮痧

廉泉至天突

定位：廉泉位于结喉上方，当舌骨的上缘凹陷处。天突在颈部，当前正中线上，胸骨上窝中央。

操作：在廉泉与天突周围涂抹适量刮痧油，从廉泉向胸骨上窝、颈根部刮拭，分三段刮拭，以出痧为度。天突可以用按摩手法，用大拇指轻轻地按压，以皮肤凹陷1厘米为宜，尽量不要伤及喉咙。

（3）厨房里的小药材

材料：鸡蛋膜衣、橄榄、百合、雪梨、银耳适量。

做法：可煮水、做汤或熬粥。

作用：帮助缓解声音嘶哑和喉部疼痛。

7. 预防

养正气：适当进行体育锻炼，保证充足的睡眠，避免过度劳累和用嗓，可以练习八段锦、五禽戏、太极拳等养生运动。

避邪气：清淡饮食，避免烟酒和过食辛辣刺激食物，避免寒冷和炎热气温刺激，避免接触粉尘、刺激性气体和有害气体，避免接触过敏性食物，积极治疗其他上呼吸道感染性疾病。

（连　博）

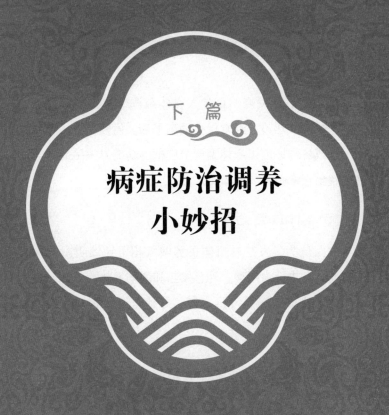

下 篇

病症防治调养
小妙招

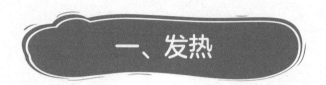

一、发热

发热，俗称发烧，正常人在体温调节中枢的调控下，机体的产热和散热过程经常保持动态平衡。发热是机体在致热原作用下或各种原因引起体温调节中枢的功能发生障碍时，体温升高超出正常范围的现象。

（一）什么是发热

中医认为，发热是机体正邪两气相争导致阴阳失调的一种病证。发热分为两种：外感发热和内伤发热。外感发热是指感受六淫之邪或温热疫毒之气，导致营卫失和、脏腑阴阳失

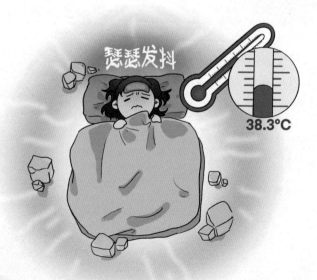

调，出现病理性体温升高，伴有恶寒、面赤、烦躁、脉数等临床表现的一类外感病证。内伤发热指人体各种原因而致脏腑气血与阴阳等亏虚，虚而发热，以及气、血、痰、瘀等引起脏腑的实邪，实而发热，总的病机为人体气血阴阳失衡、脏腑功能失调。

（二）家庭常备中成药

♋ 成人发热

1. 感冒清热颗粒

症状表现：头痛发热、恶寒身痛、流清水样鼻涕、咳嗽咽干。

用法用量：开水冲服。一次 1 袋，一日 2 次。

2. 风寒感冒颗粒

症状表现：发热、头痛、恶寒、无汗、咳嗽、鼻塞、流清水样鼻涕。

用法用量：开水冲服。一次 1 袋，一日 3 次。

3. 连花清瘟胶囊

症状表现：发热或高热、恶寒、肌肉酸痛、鼻塞流涕、咳嗽、头痛、咽干咽痛、舌偏红、苔黄或黄腻等。

用法用量：口服。一次 4 粒，一日 3 次。

4. 双黄连口服液

症状表现：发热、咳嗽、咽痛。

用法用量：口服。一次 20 毫升，一日 3 次。

5. 银翘解毒片

症状表现：发热头痛、咳嗽口干、咽喉疼痛。

用法用量：口服。一次 4 片，一日 2～3 次。

💙 小儿发热

1. 金振口服液

症状表现：发热、咳吐黄痰、咳吐不爽、舌质红、苔黄腻等。

用法用量：口服。6 个月～1 岁，一次 5 毫升，一日 3 次；2～3 岁，一次 10 毫升，一日 2 次；4～7 岁，一次 10 毫升，一日 3 次；8～14 岁，一次 15 毫升，一日 3 次。疗程 5～7 天，或遵医嘱。

2. 儿童清肺口服液

症状表现：面赤身热、咳嗽、痰多、咽痛等。

用法用量：口服。一次 2 支，6 岁以下一次 1 支，一日 3 次。

3. 小儿豉翘清热颗粒

症状表现：发热咳嗽、鼻塞流涕、咽红肿痛、纳差口渴、脘腹胀满、便秘或大便酸臭、小便黄。

用法用量：开水冲服。6 个月～1 岁：一次 1～2 克；1～3 岁：2～3 克；4～6 岁：一次 3～4 克；7～9 岁：一次 4～5 克；10 岁及以上：一次 6 克。均为一日 3 次。

4. 小儿柴桂退热颗粒

症状表现：发热、头身痛、流涕、口渴、咽红、小便黄、大便干等。

用法用量：开水冲服。1岁以内，一次半袋；1～3岁，一次1袋；4～6岁，一次1.5袋；7～14岁，一次2袋。一日4次，3天为一个疗程。

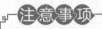
注意事项

孕产妇、过敏体质的孩子在用药之前一定要咨询医生。

（三）中医药特色疗法

💙 成人退热

1. 刮痧疗法

（1）大椎穴刮痧

大椎穴是手三阳经、足三阳经和督脉的交会穴，具有清热解表的作用。

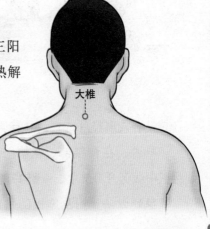

大椎

取穴：在背部中央垂直线，低头时在颈背部交界处有一突起的骨性标志（第七颈椎棘突），下面的凹陷即为大椎穴。

操作方法：以大椎穴为中心，在上下左右大于4厘米的位置涂抹凡士林、精油等（也可以用家里的植物油代替）起到润滑作用。从上往下刮拭，从左往右刮拭，刮痧板与刮拭方向成45度夹角，灵活掌握力度与时间，以患者微微出汗为宜，不必强求出痧。

（2）夹脊穴刮痧

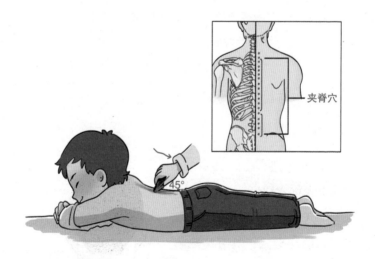

夹脊穴

夹脊穴属经外奇穴，具有调和五脏、通降腑气的作用。

取穴：在背腰部，当第一胸椎至第五腰椎棘突下两侧，后正中线旁开0.5寸，一侧17个穴位。

操作方法：用刮痧板的一角与皮肤接触，刮痧板与皮肤成 45 度夹角，由上至下刮拭夹脊穴，时间为 1～3 分钟，以出痧为度。

注意事项

　　禁用于孕妇、凝血功能差者、有其他严重原发病者、刮痧部位有损伤炎症者等。

2. 穴位放血

（1）十宣点刺放血

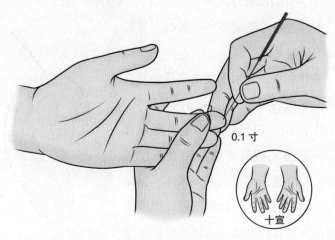

0.1 寸

十宣

　　取穴：位于人体十根手指指尖，距离手指甲与手指肉边缘 0.1 寸，左右手加起来共 10 个穴。

　　操作方法：先用手从指根捋至指尖数次，令其指尖充血，用酒精棉球或酒精棉片对指尖进行消毒，再用毫针点刺出血，快速刺入 0.5～1.5mm 深度，点刺出血后每个部位挤出 1～3滴黄豆大的血滴。用干净的棉球或者干燥的一次性纸巾轻轻擦拭即可止血。

（2）大椎穴点刺放血

操作方法：患者端坐，头颈部稍向前倾，使大椎穴充分暴露。先用 2% 碘酒在患者大椎处消毒，再用 75% 医用酒精脱碘消毒。取经过消毒后的三棱针快速点刺大椎穴，一般点刺3～5 下，点刺深度适中，最后在大椎穴处快速拔上火罐放血，放血量为 3～5 毫升。

（3）耳尖放血疗法

取穴：将耳轮向耳屏对折时，耳郭上面的顶端处即是。

操作方法：先用手指按摩耳郭使其充血，取患者单侧耳轮顶端的耳尖穴，经 75% 医用酒精消毒后，左手固定耳郭，右手持三棱针（或家用血糖仪采血针）对准施术部位迅速刺入 1～2mm深度，随即出针，轻轻挤压针孔周围的耳郭，使其自然出血，再用酒精棉球擦掉血滴。每侧穴位放血 5～10 滴，每滴如黄豆般大小。

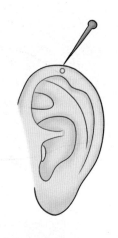

禁忌人群：急、慢性白血病、血小板减少、凝血功能异常等血液病患者；贫血、低血糖、低血压、妇女产后气血亏虚等患者；大劳、大汗、大惊、饥饱失常等体质虚弱者禁用耳尖放血疗法。

注意事项

操作者的手指和患者放血的部位应用酒精消毒；挤压时不能局限于耳尖部位，应从较远的范围逐渐向耳尖进行轻微挤按。

💗 小儿推拿退热

小儿推拿是运用各种不同的手法在患儿体表面进行点、面、线的操作，从而疏通经络、活利关节、畅通气血、祛邪扶正、调整脏腑功能，增加机体的自然抗病能力，以达到防治疾病的一种自然疗法。因具有经济、简便、安全、易用的特点，又没有吃药的痛苦，容易被广大患儿及父母接受。

小儿推拿退热主要有六步，即开天门、推坎宫、运太阳、清肺经、清天河水和退六腑。

1. 开天门

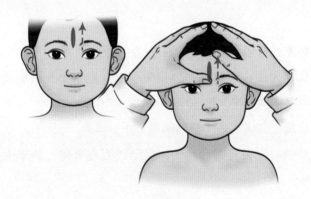

位置：两眉中间至前发际成一直线。

操作方法：两拇指末端桡侧从两眉间向上，两手交替直推至前额发际，推 50～100 次。

功用：发汗解表、镇惊安神、开窍醒脑。

要领：用力宜柔和均匀，推动时要有节律，频率为每分钟 200～300 次。

2. 推坎宫

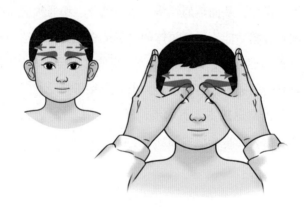

位置：自眉头沿眉心向眉梢成一横线。

操作方法：两拇指并列指尖朝上，置于小儿两眉间，自眉心向眉梢做分推，推 50～100 次。

功用：疏风解表、醒脑明目、止头痛。

要领：用力宜柔和均匀，推动时要有节律，频率为每分钟 200～300 次。

3. 运太阳

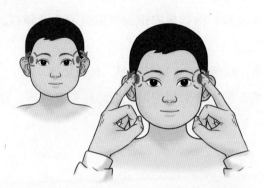

位置：眉梢与眼角延长线相交、眉后按之凹陷处。

操作方法：用中指指端正面，按压太阳穴向眼方向运转，运转 50～100 次。

功用：发汗解表、祛风止痛。

要领：运法宜轻不宜重，宜缓不宜急，要在体表旋绕摩擦推动，不带动深层的肌肉组织。频率为每分钟 80～120 次，运时向耳郭方向稍用点力。

4. 清肺经

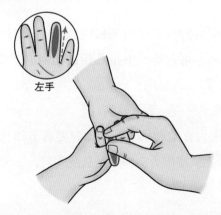

左手

位置：无名指螺纹面。

操作方法：由指根向指尖方向直推为清肺经，推100～300次。

功用：疏风解表、宣肺清热、化痰止咳。

要领：用力宜柔和均匀，推动时要有节律，频率为每分钟200～300次。

5. 清天河水

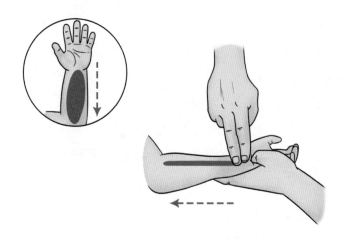

位置：前臂内侧正中，自腕横纹上至肘横纹上呈一条直线。

操作方法：用食指、中指两指的指腹自腕部推向肘部，推100～200次。

功用：清热解表、泻火除烦。

要领：用力宜柔和均匀，推动时要有节律，频率为每分钟200～300次。推的方向一定是从腕到肘，不可反向操作！

6. 退六腑

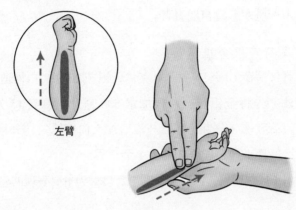

左臂

位置：在前臂尺侧（小拇指侧），自肘关节至腕横纹呈一条直线。

操作方法：用拇指面或食指、中指面自肘部推向腕部，称退六腑，推 100～200 次。

功用：清热凉血、泻火解毒。

要领：用力宜柔和均匀，推动时要有节律，频率为每分钟 200～300 次。推的方向一定是从肘到腕，不可反向操作！

💝 厨房里的小药材

1. 葱白香菜水

食材：葱白带根 3 段，香菜 15 克。

做法：将香菜和葱白洗净，加水适量，煮沸后再煎煮 5 分钟即可。滤取汁液，分 3 次温服，每日 1 剂，连用 3～5 剂即愈。

适用于风寒感冒初期患者。

2. 薄荷芦根金银花茶

食材：薄荷 10 克，芦根 30 克，金银花 20 克，白糖适量。

做法：先将金银花、芦根加水 500 毫升，煎煮 15 分钟，再放入薄荷煮沸 3 分钟，滤取药液后加入白糖搅匀，分早晚 2 次温服，每日 1 剂，连服 7 剂为 1 个疗程。

适用于风热感冒，以发热、咽干、口渴为主要表现的患者。

（四）预防和康复

注意多休息、多饮水，饮食清淡，居住环境通风，保持室内卫生。疾病流行季节避免去人多拥挤、密不透风的室内公共场所。平时通过加强体育锻炼以增强抵抗力。

（王东东）

二、咳嗽

咳嗽是上呼吸道感染的一种常见症状，可以在上呼吸道感染的早期出现，也可以伴随上呼吸道感染的全病程，还可以在上呼吸道感染其他症状消失后仍然持续很长一段时间。值得一提的是，咳嗽是呼吸道的一种自我保护机制，能够很有效地清除呼吸道异物和分泌物，是人体免疫系统的第一道防线。

（一）什么是咳嗽

咳嗽，多是因为气道收缩舒张功能受到阻碍或感受到刺激（如分泌物、气道异物、气味、冷空气）之后，呼吸肌突然收缩，将肺内空气快速排出体外的过程。

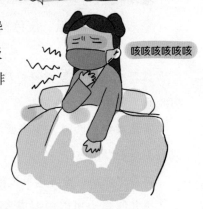

通常来说，咳嗽能够很有效地帮助人体清除气道分泌物，是一种良性的自我保护机制，这有益于疾病的痊愈。但同时也提示着气道存在异常的刺激因素，绝大多数咳嗽是由上呼吸道感染性疾病引起，所以过度的咳嗽应引起重视。

在疾病的后期，气道因为早期疾病的影响，可能会出现过度敏感的表现，即稍微感受刺激（如冷空气、异常气味、呼吸急促）后就出现咳嗽的症状。如果在上呼吸道感染性疾病其余症状消失之后，咳嗽仍然迁延不愈，建议及时就医。

中医认为，咳嗽是外感或内伤等因素导致肺失宣肃，肺气上逆，冲击气道，发出咳声或伴咳痰的一种病症。历代医家将有声无痰称为咳，有痰无声称为嗽，有痰有声谓之咳嗽。临床上多为痰声并见，很难截然分开，故以咳嗽并称。

（二）家庭常备中成药

常见症状：咳嗽，痰色白质稀，遇冷风症状加重，可伴畏寒。

推荐中成药：三拗片、小青龙颗粒、射麻口服液等。

常见症状：咳嗽，痰色黄质黏，咳声重浊，可伴咽痛、口渴。

推荐中成药：复方鲜竹沥口服液、蓝芩口服液、连花清瘟胶囊（颗粒）、急支糖浆等。

常见症状：咳嗽，少痰或无痰，口渴咽干，于秋季多见，或因天气干燥诱发。

推荐中成药：蜜炼川贝枇杷膏、秋梨膏等。

小儿咳嗽也可以根据成人用药的常见分型来选择相应的儿科用药，但儿童用药需根据年龄酌情减量，建议在医生指导下使用。

（三）中医药特色疗法

咳嗽的治疗在于预防原发疾病，尽早地干预可以预防转变为慢性咳嗽。

♋ 穴位贴敷治疗——三伏贴

三伏贴是一种膏药，也是一种中医的治疗方法和预防医学手段。对于既往存在慢性肺病（如支气管哮喘、慢性支气管炎等）的患者有很好的预防效果。三伏贴以中药直接贴敷于穴位，通过中药对穴位产生的持续刺激，达到治病、防病的效果。

三伏贴通常选在三伏天里应用，即小暑和立秋之间，一般在阳历的 7 月中下旬到 8 月中旬，取"冬病夏治"之意。常用穴位有肺俞、脾俞、大椎、定喘、肾俞等。

♋ 小儿推拿

小儿推拿治疗咳嗽常用清肺经和清天河水，操作同前。

♋ 小儿捏脊

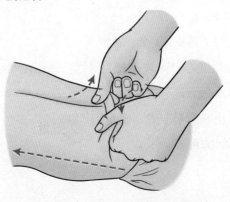

位置：脊柱旁两侧（正中线旁开约 0.5 寸）。

操作：双手以拇指和食指、中指用力捏提皮肤，沿脊柱两侧，双手交替捏提皮肤，并由下向上捻动推移，直至颈部两侧，如此操作完 3～5 遍后，从第 4 遍起，可"捏三提一"，即每侧手捏提、推捻 3 次后，再用三指用力向上提 1 次，重复 1～2 遍。

功用：健脾理肺，疏通经络。

要领：用力宜柔和均匀，提拉适度，"捏三提一"频率自下而上进行操作。

☺ 厨房里的小药材

1. 蒸川贝梨

材料：梨（带皮）1 个、川贝 3 克。

做法：梨洗净，带皮，把籽（核）取出，加入川贝，隔水蒸熟，喝汤吃梨。

作用：润肺止咳化痰。适用于干咳、痰少黏稠不易咳出者。

2. 蒸花椒梨

材料：梨（带皮）1 个、花椒 5～8 粒。

做法：梨洗净，带皮，把籽（核）取出，加入花椒，隔水蒸熟，喝汤吃梨，不吃花椒。

作用：止咳润肺祛痰。适用于咳嗽、痰多色白，躺下咳嗽、痰多症状加重者。

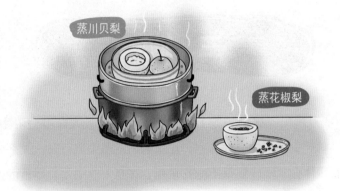

蒸川贝梨

蒸花椒梨

（四）治疗和康复

在治疗和康复的过程中，患者应当多休息，多饮用温开水，饮食清淡，禁食一切生冷和辛辣油腻食物，避免风寒和接触刺激性气体。

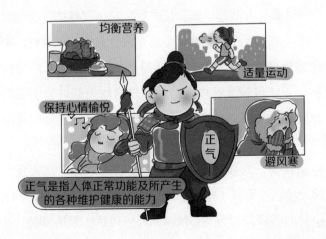

均衡营养

适量运动

保持心情愉悦

正气

避风寒

正气是指人体正常功能及所产生的各种维护健康的能力

（杨宇飞）

三、咽痛

"刀片嗓"这个频频上热搜的词汇，想必大家不会陌生，这是对严重咽痛的一种形容。在新冠病毒感染流行时，大部分人有所体会，喉咙痛得不能吃东西，甚至不能喝水，严重的说话时也痛。一些感染性疾病也会引起咽痛，但其通常出现在上呼吸道感染性疾病中，伴有发热、声音嘶哑、咳嗽等症状，如急性咽炎、急性扁桃体炎、急性会厌炎、流行性感冒等。

（一）什么是咽痛

咽痛一般是指咽喉部疼痛，表现有刺痛、烧灼痛、隐痛、胀痛，通常是先有咽部干燥、烧灼感，后出现疼痛，吞咽时更甚，口水增多，张口观察咽部黏膜弥漫性充血，色鲜红。咽部的疼痛感觉神经纤维来源于舌咽神经、三叉神经、副神经和迷走神经。任何刺激咽喉及口腔黏膜的物质都可能引起咽喉痛，如病毒、细菌。感染后引起的炎症反应，也会加重咽部疼痛。

中医认为，咽痛是咽喉疼痛类疾病的一种症状表现。咽痛常因外感六淫邪气、疫疠邪气、情志内伤等引起。上呼吸道感染引起的咽痛，常为外感风寒、外感风热、湿热侵袭、热毒侵袭等。根据不同的症状，选取不同的治疗方式。

（二）家庭常备中成药

治疗咽痛的药物众多，常以清热解毒、疏风解表为主，根据咽痛出现的时间，选取不同的中成药。

咽痛早期： 表现为咽痛、发热、轻度恶寒、咳嗽等症状。

推荐中成药： 清咽滴丸、蓝芩口服液、复方芩兰口服液、双黄连口服液、银黄口服液、金嗓子喉片、穿心莲内酯滴丸、牛黄清感胶囊等。

咽痛严重期： 表现为咽痛难忍、发热、声音嘶哑、牙龈肿痛等症状。

推荐中成药： 六神丸、蒲地蓝消炎口服液、西瓜霜润喉片、牛黄上清丸、牛黄解毒片、牛黄清火丸、栀子金花丸等。

注意事项

脾胃功能较弱表现为平时容易腹泻者，服药时间不宜过长，容易加重病情。其中，六神丸、牛黄上清丸、牛黄解毒片、牛黄清火丸、牛黄清感胶囊为孕妇禁用。特别注意的是，妊娠期、哺乳期妇女及儿童用药需咨询医生。

（三）中医药特色疗法

❤ 穴位疗法

1. 合谷

在手背，第1、2掌骨间，当第二掌骨桡侧的中点处；或

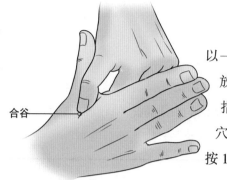

合谷

以一手的拇指指骨关节横纹，放在另一手拇、食指之间的指蹼缘上，拇指尖下即是本穴。咽喉疼痛时可用拇指点按 1 分钟。

2. 少商

在手拇指末节桡侧（外侧），距指甲角 0.1 寸。相交处取穴。可使用棉签点按 10～20 次。

少商

3. 鱼际

位于手外侧，第 1 掌骨桡侧中点赤白肉际处。可用拇指点按 1 分钟。

鱼际

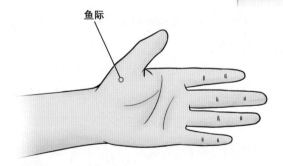

4. 列缺

前臂桡侧缘，桡骨茎突上方，腕横纹上 1.5 寸，或者以左右两手虎口交叉，一手食指押在另一手的桡骨茎突上，当食指尖到达至凹陷处取穴。可使用棉签点按 10～20 次。

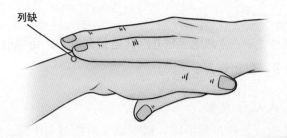

列缺

5. 照海

在踝区,内踝尖下 1 寸,内踝下缘
边际凹陷中。可使用棉签点
按 10~20 次。

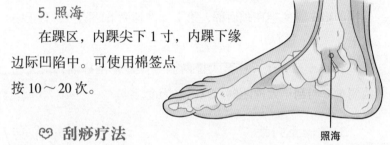

照海

❤ 刮痧疗法

1. 风池至肩井

部位:风池位于胸锁乳突肌与斜方肌上端之间的凹陷中,
平风府穴。肩井在肩上,前直乳中,当大椎与肩峰端连线的

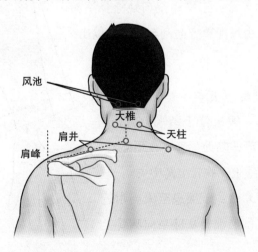

风池

大椎

天柱

肩井

肩峰

中点上。

操作方法：于风池至肩井涂抹适量刮痧油，由风池单方向刮至肩井，以出痧为度。

2. 天柱至大椎

部位：天柱在颈后区，横平第2颈椎棘突上际，斜方肌外缘凹陷中。大椎在颈后部，第7颈椎棘突下凹陷中，后正中线上。

操作方法：于天柱至大椎两侧涂抹适量刮痧油，由天柱两侧单方向刮至大椎两侧，以出痧为度。

3. 尺泽至列缺

部位：尺泽在肘前侧，肘横纹上，肱二头肌腱桡侧缘凹陷中。列缺在前臂桡侧缘，桡骨茎突上方，腕横纹上1.5寸。

操作方法：于尺泽至列缺涂抹适量刮痧油，由尺泽单方向刮至列缺，以出痧为度。

4. 廉泉至天突

部位：廉泉位于结喉上方，当舌骨的上缘凹陷处。天突在颈部，当前正中线上，胸骨上窝中央。

操作方法：于廉泉至天突附近涂抹适量刮痧油，从廉泉向胸骨上

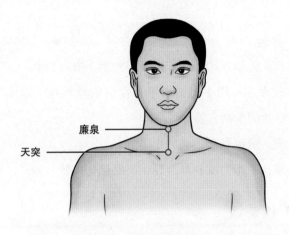

廉泉

天突

窝、颈根部刮拭，分三段刮，以出痧为度。天突可以用按摩手法，用大拇指轻轻地按压，以皮肤凹陷约 1 厘米，尽量不要伤及喉咙。

♥ 小儿推拿

1. 揉合谷穴

操作方法：用拇指指腹按揉 5 分钟。

功用：清热解表，镇静止痛。可治疗咽喉肿痛。

要领：用力宜柔和均匀，不可过度按揉。

2. 点按小天心穴

部位：手掌根部，大鱼际与小鱼际相接处。

操作方法：用拇指指尖按揉 5 分钟。

功用：清心经之热，镇静安神。

要领：用力宜柔和均匀，局部皮肤发红后停止。

3. 点按少商穴

部位：拇指末端桡侧，指甲根角侧上方 0.1 寸。

操作方法：用手拇指指甲和食指偏峰相对，掐压左右手拇指指甲旁的少商穴各 30 次。

功用：清热利咽，消肿止痛。

要领：手指力度要掌握好，不要掐伤皮肤。

♡ 代茶饮

1. 胖大海茶

材料：胖大海 10 克，生甘草 10 克。

做法：将胖大海、生甘草放入杯内，用开水冲泡 10 分钟，凉温后代茶饮用。

功效：清热利咽，解毒。

2. 桔甘茶

材料：桔梗 10 克，生甘草 10 克。

做法：将桔梗与生甘草放入杯内，用开水冲泡 10 分钟，凉温后代茶饮用。

功效：清热利咽，解毒宣肺。

3. 百参润喉茶

材料：百合 10 克，沙参 10 克，薄荷 3 克，绿茶 5 克。

做法：将百合、沙参、绿茶放入煮茶壶中，煮沸 2 分钟后加入薄荷，代茶饮用。

功效：滋阴，利咽，止咳。

💞 厨房里的小药材

1. 罗汉雪梨汤

材料： 罗汉果 1 个，雪梨 1 个。

做法： 将雪梨去皮、核，切成碎块；罗汉果洗净，共同放入锅中，加 1 升水，煮沸后转小火再煮 30 分钟即可，每日饮用 1 次。

作用： 罗汉果味甘性凉，具有清热润肺、利咽开音、滑肠通便的功效；雪梨药用时有润肺、凉心、消痰、降火、解毒功效。罗汉果与雪梨同煮具有清热滋阴、润喉去火的作用，适用于咽痛、咽干、音哑、咽喉部异物感、咳痰不爽等。

2. 橄榄酸梅汤

材料： 鲜橄榄 60 克，酸梅 10 克，白糖适量。

做法： 将鲜橄榄、酸梅稍捣烂，放入砂锅中，加清水 3 碗置火上，煎成 1 碗，去渣加白糖调味即可，每日饮用 2 次。

作用： 橄榄味甘、酸，性平，入脾、胃、肺经，有清热解毒、利咽化痰、生津止渴、除烦醒酒之功，适用于咽喉肿痛、烦渴、咳嗽痰血等；酸梅生津止渴。橄榄与酸梅同煮有清热解毒、生津止渴的效果。

3. 鱼腥草炖鲜梨

材料： 鱼腥草 50 克，鲜梨 250 克，冰糖适量。

做法：鱼腥草加水适量，煎煮取汁。将鲜梨洗净，切成块，与冰糖一同加入药汁中，小火煮至梨块酥烂即可。吃梨，喝汁。

作用：鱼腥草味辛性微寒，入肺经，有清热解毒、排脓利尿之功，与鲜梨同用，共奏清肺泄热、润燥利咽之效。

（四）预防和康复

预防：我们要养成良好的生活习惯，注意加减衣物，避免感冒。在呼吸道疾病高发季节，前往人员密集场所要佩戴口罩，做好手部卫生。对于每天需要大量讲话的人群，要勤喝水，也可以加用黄芪、麦冬、胖大海等代茶饮用。

康复：在病邪未完全祛除时，康复以清热利咽为主，可选用胖大海、桔梗等泡茶饮用；在病久后期，引起咽痛多以热盛伤阴、伤津为主，需要益气生津，可选用麦冬、百合等泡茶饮用。

在咽痛的康复过程中，需要多休息，清淡饮食，多喝温水，减少进食辛辣刺激及油腻食物。如出现咽痛伴鼻塞、影响呼吸，咽痛伴明显吞咽困难，咽痛伴高热（38.8～40℃）等情况需要及时前往医院就诊。

（连　博）

四、声音嘶哑

新型冠状病毒流行期间，有一条视频在全网爆火，一个女儿感染后叫妈妈却发出了"嘎嘎嘎……"如鸭子叫的声音，嗓音与平日完全不同，一些人可能有此体会。在过度用嗓，如长时间说话或者唱歌、严重感冒和外伤时也会引起声音嘶哑。这是因为急、慢性炎症更易导致咽喉不适引起声音嘶哑。

（一）什么是声音嘶哑

声音嘶哑是喉部（声带为主）病变的主要症状，轻者见音调变低、变粗，重者发声嘶哑，甚至只能发出耳语声或失音。

声音嘶哑最常见的疾病为急性喉炎，是喉黏膜的急性卡他性炎症，常继发于急性鼻炎、鼻窦炎、急性咽炎，为整个上呼吸道感染的一部分，也可单独发生。急性喉炎出现喉部肿胀严重者，可能会发生吸气性呼吸困难，若是儿童，则病情较严重。

中医认为，声音嘶哑属于喉喑，指声音不扬，甚或失音的一种病证。喉喑常因外感风寒、外感风热、疫疠邪气、情志内伤等引起。

（二）家庭常备中成药

治疗声音嘶哑的药物与咽痛有所重合，以清热利咽为主。

推荐中成药：蓝芩口服液、西瓜霜润喉片、金喉健喷雾剂、金嗓子喉片、清喉利咽颗粒、黄氏响声丸。

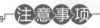

注意事项

　　脾胃功能较弱表现为平时容易腹泻等的人群，服药时间不宜过长。妊娠期、哺乳期妇女及儿童用药需咨询医生。

（三）中医药特色疗法

💗 穴位按揉

1. 人迎

取穴：人迎穴位于颈部，喉结旁，当胸锁乳突肌的前缘，颈总动脉搏动处。

操作方法：用食指按揉1分钟。

2. 水突

取穴：在颈部，胸锁乳突肌的前缘，当人迎与气舍连线的中点。位于颈部胸锁乳突肌的前侧边缘，喉结斜下方。

操作方法：用食指按揉1分钟。

3. 扶突

取穴：位于人体的颈外侧部，在喉结旁开3寸，当胸锁乳突肌前、后缘之间。

操作方法：用食指按揉1分钟。

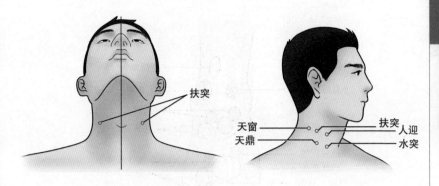

扶突

天窗
天鼎
扶突 人迎
水突

4. 天鼎

取穴：在颈侧面，扶突穴直下 1 寸，当胸锁乳突肌后缘处。

操作方法：用食指按揉 1 分钟。

5. 金津、玉液

取穴：正坐或仰卧，张口，舌尖尽量向上反卷，暴露舌下静脉，于静脉中点处取穴，左为金津，右为玉液。

操作方法：使用棉签点按 10～20 次。

6. 天突

取穴：在颈部，当前正中线上，胸骨上窝中央。

操作方法：使用棉签点按 10～20 次或食指按揉 1 分钟。

足穴按摩

取穴部位：喉颈、扁桃腺、上淋巴腺。

喉颈：足背大拇趾根部与第二足趾连接处。

扁桃腺：拇趾第一趾间关节趾伸肌腱两侧处。

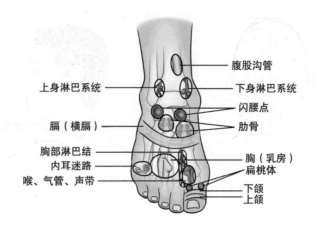

上淋巴腺：外踝尖前凹陷处。

操作方法：分别按摩 5 分钟，每天按摩 3 次。

♡ 代茶饮

1. 桔梗玄参茶

材料：桔梗、胖大海各 6 克，玄参、生甘草各 3 克。

做法：先将所有药材洗净，桔梗、生甘草和玄参浸泡 20 分钟，再放入胖大海一起煎煮 15 分钟，最后过滤去渣，每日分 2～3 次饮用。

功效：清热化痰，润喉利咽。

2. 胖大海橄榄茶

材料：胖大海、橄榄、绿茶各 6 克，蜂蜜 1 匙。

做法：将橄榄打碎，放入杯内，加入胖大海和绿茶，用开水冲泡 2～3 分钟，加入蜂蜜调味，代茶饮用。

功效：清热利咽，养阴生津。

♥ 厨房里的小药材

1. 鸡蛋汤

材料：鸡蛋 1 个，白糖适量。

做法：将鸡蛋打入碗中，加白糖调匀，用适量开水冲沏，每晚睡前服用。

作用：滋阴润燥。

2. 桔梗百合汤

材料：桔梗、山药各 50 克，干百合 30 克，枸杞子 10 克。

做法：山药去皮切块，待所有药材洗净后一同放入锅中，加入清水，煎煮 30 分钟即可。

作用：润肺，生津，利咽。

3. 百合银耳莲子汤

原料：银耳 20 克，干百合、莲子各 30 克。

做法：先将银耳用温水泡发 1 小时，然后剪去根部，再用手撕成小片备用，干百合、莲子用温水泡发 30 分钟，将银耳、干百合、莲子一同放入锅中，加入清水，煎煮 1 小时，以汤汁黏稠为度。

作用：清肺润燥，利咽开音。

（四）预防和康复

预防：预防声音嘶哑，需要养成勤喝水、多喝水的习惯，避免过多地清嗓子，减少长时间说话的情况，经常锻炼身体，注意气候变化，及时增减衣服，小心着凉。平日注意少食辣椒、芥末等刺激性食品。

康复：在声音嘶哑伴有咽痛早期，康复以清热利咽为主，可选用桔梗、橄榄、胖大海等泡茶饮用；在声音嘶哑后期，康复以养阴开音为主，可选用桔梗百合茶、百合银耳莲子汤等。

在康复的过程中，如出现以下情况，需要前往医院就诊：声音嘶哑、失声持续不恢复；声音嘶哑伴呼吸困难、吞咽困难，特别是儿童；声音嘶哑伴颈部肿块；声音嘶哑伴高热（38.8～40℃）。

（连　博）

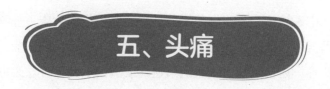

五、头痛

大部分人有过头痛的体验，有的很轻微，有的却头痛如裂，让人无法集中精神。头痛是临床上常见的自觉症状，可以出现在多种急、慢性疾病中。感冒引起的头痛一般同时伴有发热、鼻塞流涕、恶寒、四肢紧张有酸痛感或倦懒感等临床表现。在临床上头痛的种类繁多，这里主要介绍一些关于上呼吸道感染性疾病所致头痛的知识。

（一）什么是头痛

头痛通常是指头颅上半部，包括眉弓、耳轮上缘和枕外隆突连线以上部位的疼痛。我们把头痛分为原发性头痛和继发性头痛。前者不能归因于某一确切病因，也称为特发性头痛，常见的如偏头痛、紧张型头痛，多与遗传有关。后者由某些疾病诱发，病因可涉及各种颅内病变（脑血管疾病、颅内感染、颅脑外伤）及全身性疾病（发热、内环境紊乱、滥用精神活性药物等）。

感冒引起的头痛属于神经性头痛，病毒和外周炎性物质都有致痛和扩张血管的作用，血管扩张而牵拉、刺激血管痛觉末梢神经从而引发头痛；此外，致病因素本身也能直接引起感冒头痛，如上呼吸道感染累及副鼻窦导致鼻源性头痛等。

中医认为，头痛之因不外乎外感和内伤两大类，外感六淫邪气可引起外感头痛，主要涉及风寒头痛、风热头痛、风湿头痛；内伤七情、气血阴阳逆乱或清阳不升等可导致内伤头痛。

（二）家庭常备中成药

目前治疗头痛的中成药种类众多，我们按照不同的症状表现进行推荐。

症状表现：恶风畏寒，遇风尤甚，头痛无汗、常喜裹头，口淡不渴。

推荐中成药：川芎茶调散、都梁软胶囊、正柴胡饮颗粒、正天丸、天麻头痛片等。

症状表现：头痛如裂，恶风发热，面目俱赤，咽干口渴，便秘溲黄。

推荐中成药：清眩丸、银翘解毒丸、黄连上清丸、牛黄上清丸等。

症状表现：头痛如裹，昏胀沉重，身重倦怠，纳呆胸闷，大便或溏。

推荐中成药：藿香正气丸、九味羌活丸等。

注意事项

妊娠期、哺乳期妇女及儿童用药需咨询医生。

（三）中医药特色疗法

♥ 穴位按揉

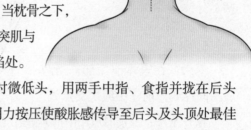

风池

风府

1. 风池

取穴：位于颈部，当枕骨之下，与风府穴相平，胸锁乳突肌与斜方肌上端之间的凹陷处。

操作手法：头痛时微低头，用两手中指、食指并拢在后头项处找到风池穴，稍用力按压使酸胀感传导至后头及头顶处最佳（若感觉明显者不可强求，局部有酸胀感即可），按揉1分钟。

2. 风府

取穴：位于颈部，当枕骨隆突之下的凹陷，在后发际正中直上1寸处，也就是双侧风池连线的中点凹陷处。

操作手法：按揉要点同风池穴，两个穴位可交替按压。

3. 百会

取穴：位于头顶正中，当两耳尖直上正中交点处。

操作手法：按压时可用食指点按或是食指、中指适度力量敲击，均有较好效果。

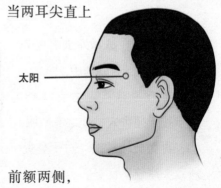

太阳

4. 太阳

取穴：位于耳郭前面，前额两侧，

外眼角延长线的上方。

操作手法：头痛时可用两手中指、食指并拢，两侧同时按揉，局部有酸胀感为度，按揉1分钟。

5. 印堂

取穴：在人体前额部，当两眉头间连线与前正中线之交点处。

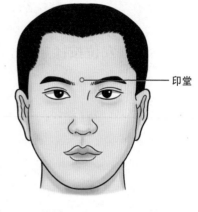

印堂

操作手法：头痛时可用中指力量适度敲击印堂穴10～20次。

攒竹

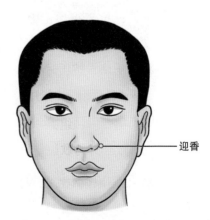

6. 攒竹

取穴：在面部，当眉头陷中，眶上切迹处。

操作手法：两拇指自下而上交替直推，称推攒竹。用指甲掐之，亦可。

7. 迎香

取穴：在鼻翼外缘中点旁开0.5寸，当鼻唇沟中。

操作手法：先将食指腹点按于迎香穴，使之有酸胀感，再做旋转揉按。对于鼻炎所致头痛效果良好。

迎香

♡ 循经辨治

中医在论述头痛时，常常结合头痛部位的经络走向辨证施治。由感冒引起的头痛主要有阳明头痛、太阳头痛、少阳头痛。

1. 阳明头痛

以前额及眼眶疼痛为主，在上述穴位中，除了敲击印堂，还可以配合揉按合谷。

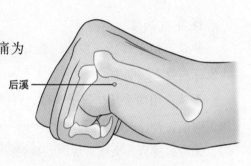

2. 太阳头痛

以头后枕部及后脖子疼痛为主，除了重点揉按风池、风府，还可以用拇指用力点按后溪（握拳时小拇指指掌关节后方赤白肉际处）。

3. 少阳头痛

以两侧偏头痛为主，要重点按揉太阳、风池，结合外关（手腕上 2 寸处）效果更佳。

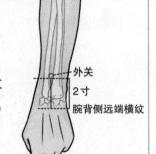

♡ 小儿推拿

为大家介绍一组感冒"万金油"的小儿推拿手法——头面四大手法。有句歌诀描述："四穴解表兼定惊，外感夜啼有功劳"，头面四大手法包括开天门、推坎宫、揉太阳、揉耳后高骨。它常用于治疗小儿轻度感冒、发热、头痛等。通过祛风解表来辅助孩子恢复健康。开天门、推坎宫、揉太阳在前面已做介绍，这里介绍一下揉耳后高骨。

揉耳后高骨

部位：位于耳后入发际，乳突后缘下陷中，即两侧耳后入发际高骨下凹陷中。

手法：用两手托扶孩子头部，再以拇指揉之，揉 30～50 次，向前为补，向后为泻。

主治：感冒，头痛，惊风，痰涎，烦躁不安。

1. 风寒感冒

症状表现：患儿因风吹受凉，风寒之邪外袭、肺气失宣所致。表现可见：恶寒重、发热轻、无汗、头痛身痛、鼻塞、流清水样鼻涕、咳嗽、咳稀白痰、口不渴或渴喜热饮。

推拿方式：头面四大手法＋推三关、掐揉外劳宫。

①推三关

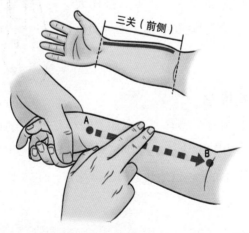

三关（前侧）

部位：三关位于前臂桡侧，腕横纹至肘横纹成一直线。

手法：食、中二指并拢，自孩子前臂桡侧腕横纹起推至肘横纹处，推100～500次。

主治：一切虚寒证，腹痛，腹泻，畏冷，四肢无力，病后虚弱。

小贴士

推三关对养护虚寒证的效果非常好，经常生病、病后体虚的孩子，往往会用此法进行调护。

②掐揉外劳宫

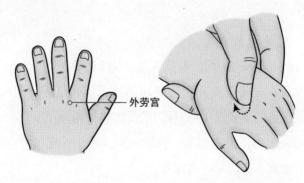

外劳宫

部位：在手背，第二、三掌骨中间，与内劳宫相对。

手法：用拇指指甲掐揉或中指指端揉之，掐3～5次，揉100～500次。

主治：腹痛，肠鸣，泄泻，消化不良，脱肛，遗尿，咳嗽，气喘，疝气等。

2. 风热感冒

症状表现：发热重、微恶风、头胀痛、汗出、咽喉红肿疼痛、咳嗽、痰黏或黄、鼻塞流黄涕、口渴喜饮。

推拿方式：头面四大手法＋清天河水、清肺经。

♡ 代茶饮

1. 生姜苏叶茶

材料：生姜、苏叶各3克。

做法：将生姜、苏叶放入杯内，用开水冲泡10分钟，代茶饮用，分早、晚两次温服。

功效主治：祛寒散邪，温通经脉。用于风寒感冒、头痛发热等。

2. 葱头姜片药茶

材料：葱头10克，生姜3克，红糖适量。

做法：先将葱头和生姜洗净切片，再和红糖一同放入锅中，加适量的水煮沸10分钟，取汁趁热饮用。

功效主治：解表和中，发散风寒。用于外感风寒、畏寒、头痛、鼻塞、流清水样鼻涕等。

3. 金银花薄荷茶

材料：金银花、薄荷叶各5克，绿茶3克。

做法：沸水冲泡，代茶饮用。

功效主治：疏风解表，清热解毒。用于风热感冒，头痛目赤，咽喉肿痛。

💗 厨房里的小药材

川芎白芷鱼头汤

材料：川芎 15 克，白芷 15 克，鱼头 1 个，生姜、葱、食盐、料酒适量。

做法：鱼头去鳃洗净，下锅煎至微黄后备用（对于想减少油脂摄入的患者，可略去煎制鱼头的步骤）；川芎和白芷分别洗净后切片备用；将川芎、白芷、鱼头放入砂锅内，加入生姜、葱、料酒及适量清水；砂锅上火，武火煮沸后转文火炖煮约 1 小时，起锅前加适量食盐调味即可。

作用：这是一道具有行气祛风、温补散寒、镇静、补气健脑等功效的药膳，一般人群均可服用。尤其适用于风寒感冒头痛者，也适用于经络不通、四肢拘挛痹痛等症。

💗 泡脚方

热姜水

材料：生姜、盐、醋、热水、泡脚桶。

做法：将双脚浸入热姜水中，水以能浸到脚踝为宜。浸泡时可在热姜水中加入盐和醋，并不断添加热水，浸泡至脚面发红为止。

主治：风寒感冒、头痛、咳嗽。

注意人群

对于糖尿病患者，泡脚水的温度不宜太烫。

（四）治疗和康复

在治疗和康复的过程中，我们应当多休息，多饮用温开水，饮食清淡，忌食油腻辛辣，这有助于上呼吸道感染性疾病的康复。

轻度的头痛或许居家自行处理即可。如果头痛还伴随着其他症状，那么就表明可能存在更严重的疾病，如中风、脑炎或脑膜炎。如果头痛伴随昏厥、视物、行走或说话困难、身体一侧行动不便、感觉极度无力、麻木甚至瘫痪、颈部僵硬、恶心和（或）呕吐、高热（38.8～40℃），要立刻就医或拨打"120"或"999"寻求救援服务。

如果头痛经常发作或头痛严重，且服药未见好转，甚至已经无法正常生活，这种情况也要及时就诊。

（张米锋）

六、鼻塞流涕

鼻塞流涕是鼻部疾病常见症状之一，正常鼻腔中只有少量黏液，呈湿润状态，以维持正常的生理功能。上呼吸道感染时可以引起鼻分泌物性质和量的改变。鼻腔分泌物堵塞鼻腔时称为鼻塞，外溢时称为流涕。

（一）什么是鼻塞流涕

鼻塞流涕最常见的原因是急性上呼吸道感染。此外，鼻塞流涕还可能由鼻炎、鼻中隔偏曲、鼻息肉、鼻窦炎等引起。

中医认为，鼻为肺之官窍，仰赖肺气及宗气的宣布濡养。肺与胃经相连，与中焦气机宣降相承，脾胃又为营卫生化之源、五脏气机之枢纽，所以外邪侵犯皮毛、口鼻，或饮食调摄不慎、他脏久病，均可累及脾胃而犯于肺，发为鼻塞流涕。

中医一般将鼻塞流涕分为两种：风寒束表和风热束表。风寒束表常见流清水样鼻涕；风热束表为流黄涕或脓涕，甚至堵塞鼻腔出现鼻塞。

（二）家庭常备中成药

鼻塞：主要为外用药，可选通达滴鼻剂、益鼻喷雾剂、鼻宁喷雾剂等。

流清水样鼻涕：可选伤风停颗粒、小青龙颗粒、风寒感冒颗粒等。

流黄涕或脓涕：可选宣肺败毒颗粒、通宣理肺颗粒、风热感冒颗粒等。

（三）中医药特色疗法

鼻塞流涕的中医药特色疗法可以参考上篇急性鼻炎篇，此外，还可以进行以下特色疗法。

♡ 推拿

1. 开天门

从印堂穴往上推至上星穴（印堂穴在两眉头中点处，上星穴为前发际线正中往上1寸处），重复200次。

2. 推迎香

从迎香穴推至上迎香穴（迎香穴在鼻唇沟正中，鼻翼外缘中点旁开0.5寸；上迎香穴又称鼻通穴，在鼻翼软骨与鼻甲的交界处，近鼻唇沟上端处），重复200次。

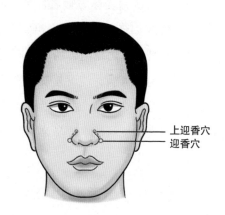

上迎香穴
迎香穴

♡ 耳穴压丸

对于鼻塞流涕的人群，耳穴压丸可以选择的耳穴有内鼻、外鼻、肺、耳迷根等，伴有头痛的人群还可以选择额、面颊等。

操作：用耳穴压丸法时，每次贴压不宜太多，一般为 7 个穴位，不超过 10 个，选定好穴位后，先进行耳穴探查，找出阳性反应点。以酒精棉球轻擦消毒，干棉球擦干，左手手指托持耳郭，右手用镊子夹取耳豆，对准穴位紧贴压其上，用拇指、食指轻柔捏压 1～2 分钟，直至耳郭有发热、酸、麻、胀、痛感为宜，每天按摩 3～4 次，每次 2～3 分钟。根据季节隔3～7 天换 1 次，阶段治疗 3 次为 1 个疗程。

（四）治疗和康复

在治疗和康复的过程中，应当多休息，多饮用温开水，饮食清淡，忌食油腻辛辣。

（白颖璐）

七、气短乏力

许多患者在得了上呼吸道感染性疾病后，会出现呼吸气短、乏力倦怠的症状。这种症状并不局限于上呼吸道感染，通常会被述说为一种虚弱疲惫之感。当我们讨论上呼吸道感染所带来的这种表现时，其通常有发热恶寒、鼻塞流涕、头痛咽痛、项背及四肢紧张酸痛感等前驱症状。

（一）什么是气短乏力

气短和乏力是两个症状，常常并见。许多人在剧烈运动后会气喘吁吁，这并非我们本次想要讨论的作为症状的气短，作为症状的气短通常表现为轻微活动后即出现非常明显的气短，采用任何缓解呼吸急促的方式后都不能得到很好的改善。静止时呼吸急促程度发生改变，有时还可见在某些姿势、活动或锻炼期间感到胸痛、心跳加速或头晕，并出现手臂和腿部无力，尤其是出现在身体的一侧。乏力这一症状则更为主观且广泛，很多疾病会导致身体乏力，主要表现为自觉的倦怠、疲劳。

这种伴上呼吸道感染而来的气短乏力，在中医看来是外邪侵袭后的气阴不足，故而散邪之余应兼顾补气养阴。

（二）家庭常备中成药

在上呼吸道感染的过程中，气短乏力作为伴随症状，通常随着散邪的过程可以得到一定的改善，这些散邪的药物可以是金花清感颗粒、感冒退热颗粒等。随着邪气退去，机体呈现出气阴不足的表现，此时仍有气短乏力，则可选用生脉饮或沙参麦冬丸。

特别注意：过敏体质的患者在用药之前一定要咨询医生。

（三）中医药特色疗法

💙 穴位按摩

取天突（胸骨上窝正中）、膻中（正中线平第四肋间隙）、内关（腕横纹上 2 寸，当曲泽与大陵的连线上，掌长肌腱与桡侧腕屈肌肌腱中点）、双侧风门（第二胸椎旁开 1.5 寸）、肺俞（第三胸椎旁开 1.5 寸）进行点按，隔日 1 次。用拇指指腹前缘点按穴位，点按后保持力度不变，按顺时针方向和逆时针方向分别推揉。

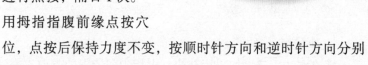
膻中

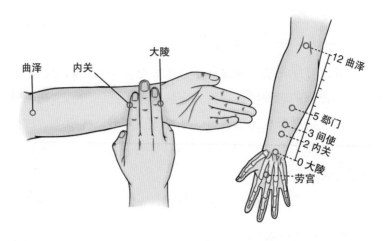

♥ 艾灸

手持艾条，距皮肤 1.5～3 厘米，使用回旋灸的方法，持艾条在皮肤上从大杼（第一胸椎旁开 1.5 寸）至肾俞（第二腰椎旁开 1.5 寸）做顺时针或逆时针转动。操作时间为 30 分钟，隔日一次。

♥ 刮痧

沿双侧足太阳膀胱经从大杼至肾俞涂抹刮痧油，进行缓慢往复刮痧，以皮肤泛红，略起痧为宜。每周可以做 2～3 次。

♥ 小儿推拿

1. 补肺经、补脾经

操作方法：二者均采用补法，由指尖向指根的方向直推，可以起到补益脾气和肺气的效果，各操作 3 分钟，推 500 次。

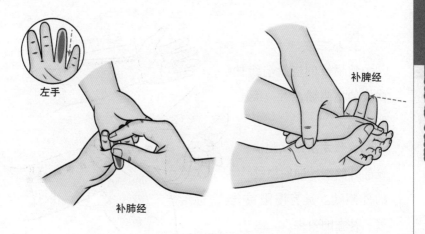

左手

补脾经

补肺经

2. 运内八卦, 揉板门

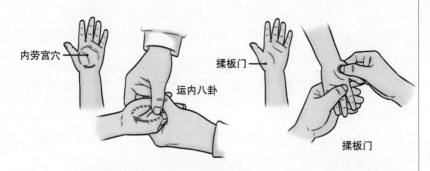

内劳宫穴

运内八卦

揉板门

揉板门

内八卦和板门有健脾益气的作用。内八卦, 位于手掌面, 以掌中心为圆心, 从圆心至中指根横纹约 2/3 处为半径, 画一圆圈, 八卦穴即在此圆圈上。板门在拇指下, 手掌大鱼际平面。

操作方法: 在手掌上顺时针运内八卦, 可宽胸理气、止咳化痰, 行气消滞。以指端在大鱼际平面的中点做揉法, 称揉板门。揉板门可以辅助内八卦的应用, 加强补益脾气、化痰的效果。揉 100～500 次。

3. 推三关

腕横纹的桡侧端到肘横纹的桡侧端，做一条连线为三关穴。

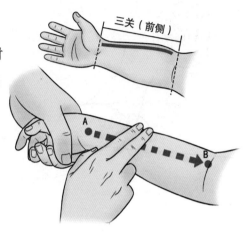

操作方法：从腕横纹的外侧端推向肘横纹的外侧端。具有温阳益气、补虚的效果。

♡ 代茶饮

症状表现：胸闷气短，神疲乏力，自汗或盗汗，舌尖红、苔薄黄。

材料：太子参、麦门冬、五味子各5克，黄芪、炙甘草各4克。

做法：将上述药物放在一起，冷水下锅，5分钟煮开后即可代茶饮用。

功效：益气养阴，养心安神。

服用方法：分成3剂喝完，每日酌量饮用。

♡ 厨房里的小药材

百合粥

材料：鲜百合40克，粳米50克，冰糖适量。

做法：将粳米洗净，放入锅内，加水适量，武火煮沸后改文火煮40分钟，再放入百合煮熟即可。食用时加入冰糖。

功效：补肺益脾，定喘止咳。

服法：早晚各服1次。

应用：适用于肺阴不足、脾气虚弱引起的咳嗽、少痰、气短、乏力、食欲不佳而时有虚热烦躁者。

（四）治疗和康复

在治疗和康复的过程中，应当多休息，多饮用温开水，饮食清淡，忌食油腻辛辣。

（杜　元）

八、身体酸痛

身体酸痛是肢体肌肉或关节出现酸楚、疼痛、沉重等不适感的一种症状，是上呼吸道感染后的常见症状。虽然肌肉关节会疼痛，但是一般不会出现关节肿胀、发红、活动受限等表现。

如果是全身性的肌肉酸痛，且伴有其他系统症状，如发热、乏力、消化系统症状、神经系统症状、心脑血管系统症状等，就需要提高警觉，及早就医，进行全身性的检查，及早明确病因。一般的上呼吸道感染后引起的身体酸痛，可以通过药物治疗，同时辅助物理治疗、代茶饮、饮食起居调理等来缓解。

（一）什么是身体酸痛

身体酸痛亦称身疼、身体痛、体痛、一身尽痛等。现代医学认为，出现身痛可能是病原体侵犯机体，机体产生炎症反应所致；也可能是感冒、发热引起机体基础代谢加快，产生的乳酸等酸性物质堆积在肌肉引起。

中医认为，身体酸痛是腠理郁闭，经络阻滞，气血运行不畅所致，常与寒邪、湿邪有关。寒主收引，寒邪侵入皮肤导致皮肤紧张、毛孔收缩，到了肌肉的层次，导致肌肉紧张乃至僵硬。湿性重浊、黏滞，也会导致经脉气血运行不畅，身体沉重疼痛。

因此，中医将身体酸痛分为两种：风寒束表身痛和湿伤肌表身痛。风寒束表身痛常常伴发热恶寒、无汗、头痛、流涕，舌苔薄白、脉浮紧等症状。湿伤肌表身痛分为寒湿和湿热。寒湿所致往往伴发热恶寒、无汗、身体沉重、舌苔白腻、脉濡缓等症状；湿热所致可见持续低热、汗出后体温仍不下降、舌苔黄腻、脉濡等症状。

（二）家庭常备中成药及药浴方法

症状表现：身体疼痛，伴发热恶寒、无汗、头痛、流清水样鼻涕。

推荐中成药：荆防颗粒、葛根汤颗粒、风寒感冒颗粒、散寒解热口服液等。

推荐药浴中药：苏叶、桑叶、荆芥各30克。

症状表现：身体酸痛，伴发热恶寒、胸膈满闷、身体沉重，或伴恶心呕吐、腹痛腹泻。

推荐中成药：藿香正气口服液、午时茶颗粒、九味羌活颗粒等。

推荐药浴中药：菖蒲、苍术、艾叶各30克。

症状表现：身痛，伴持续低热、汗出后体温仍不下降、头重如裹、鼻塞流浊涕、心烦口渴。

推荐中成药：抗病毒颗粒、暑湿感冒颗粒、感冒清热颗粒等。

推荐药浴中药：青蒿、香薷、藿香各 30 克。

药浴疗法通常是在感冒初期、症状不太明显时采用，水温控制在 37～45℃。洗浴时间最好是在吃饭前 1 小时或者晚上睡觉前，持续时间不超过 15 分钟，洗浴后应尽快上床休息。如果感冒症状较为明显，则不宜洗浴。

注意事项

如果伴有高热或在自我感觉不好的情况下，不能采用药浴疗法。有些患者希望通过洗桑拿浴、出大量的汗来迅速摆脱病毒或细菌的困扰，建议最好避免这样做，因为这样会削弱机体的抗病能力，甚至有脱水的风险。

（三）中医药特色疗法

💗 走罐疗法

走罐是一种外治疗法，它不仅能起到传统的火罐负压作用，还能起到机械性的刺激作用，从而达到疏散外邪、调理气机的目的。

部位：背部大椎穴到至阳穴。

方法：患者取坐位，头前倾，两手支撑床沿或椅背，裸露背部，在背部督脉和足太阳膀胱经循行部位涂一层薄薄的石蜡油。采用闪火法拔罐，首先吸拔背部大椎穴区，然后用手扶罐体，沿督脉循行路线慢慢向下推移到至阳穴区，最后向上推移至大椎穴区。如此往返推移 6～8 次，使局部皮肤潮红或瘀血，留罐于大椎穴区。如伴咳嗽可加拔两侧肺俞穴区。留罐 5～8 分钟，每日或隔日治疗 1 次。除体虚者，均可施用本法治疗。

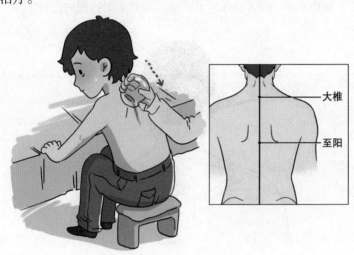

❤ 穴位疗法

　　除了局部疼痛的位置，还可以选择下述穴位进行按摩指压。一般情况下，每个指压点每次指压的时间为 5～10 秒，按压 3～5 次。

1. 风池

　　取穴：颈后枕骨下两侧凹陷处，平风府穴，在斜方肌和胸锁乳突肌之间凹陷中。

操作方法：取坐位，以拇指尖顶住穴位，头向指尖方向倾，此穴位在吸气时按压更舒适。

2. 肩井

取穴：在肩上，大椎穴与肩峰连线的中点处。

操作方法：压者站在患者后面，用双手拇指同时按压穴位。

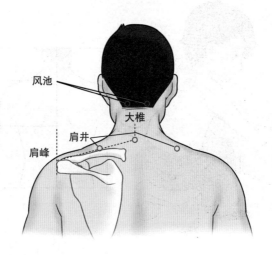

3. 太阳

取穴：位于耳郭前面，前额两侧，外眼角延长线的上方。

操作方法：取坐位，以拇指顶住穴位，头后倾，左右两穴同时进行。

4. 夹脊

取穴：沿脊柱中线外侧 2 指，上从肩胛棘处（肩胛骨突出处）高度到腰围高度处的连线。

操作方法：接受指压者采取俯卧位，施术者站立于侧位，用拇指从上往下指压，手指一点点向下挪动按压。

5. 曲池

取穴：肱二头肌肌腱桡侧端与肱骨外上髁连线的中点。

操作方法：屈肘取穴，用对侧的拇指尖垂直于穴位按压。

6. 合谷

取穴：在手背，第1、2掌骨间，当第二掌骨桡侧的中点处。或以一手的拇指指骨关节横纹，放在另一手拇指、食指之间的指蹼缘上，拇指尖下即是本穴。

操作方法：以食指和中指支住掌心鱼际处，拇指垂直于穴位进行按压。

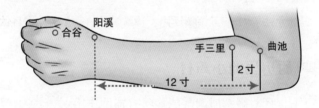

❤ 代茶饮

1. 生姜红茶

材料：鲜生姜30克，红茶2克。

做法：将鲜生姜洗净，切成薄片，与红茶同入杯中，用沸水冲泡，加盖闷5分钟即成。

服用方法：代茶，频频饮用，连续冲泡3～5次，当日饮完。

2. 藿香姜枣饮

材料：鲜藿香15克，生姜10克，红枣5颗，白糖适量。

做法：鲜藿香拣去杂质洗净。红枣去核，生姜去外皮，分别洗净，生姜切成薄片。锅内放入适量清水，投入生姜片和红枣，煎煮20分钟，随后放入鲜藿香继续煮10分钟，加入白糖调匀即成。

服用方法：频频饮用，当日饮完。

3. 清暑茶

材料：鲜藿香、鲜苏叶、鲜薄荷各5克。

做法：以上3种鲜品洗净后切碎，同入杯中，用沸水冲泡，加盖闷10分钟即成。

服用方法：代茶，频频饮用，连续冲泡3～5次，当日饮完。

厨房里的小药材

以下食疗对缓解肌肉酸痛症状有辅助作用。

1. 葱豉豆腐煲

材料：老豆腐100克，淡豆豉12克，葱白15克。

做法：老豆腐切成小片，用植物油略煎；放入淡豆豉，加适量清水和葱白，稍煮后取出，趁热食用。

2.砂薏苡仁鲫鱼汤

材料：砂仁 5 克，薏苡仁 15 克，鲫鱼 1 条。

做法：鲫鱼洗净，加工处理；砂仁、薏苡仁洗净备用；将鲫鱼和薏苡仁加水煮汤，煮沸后加入砂仁略煮 2 分钟即成；喝汤吃鱼。

3.西瓜皮粥

材料：鲜西瓜皮 200 克，粳米 100 克，白糖 30 克。

做法：先将鲜西瓜皮洗净，削去外表硬皮，切成丁。粳米淘洗干净。砂锅上火，倒入清水，加入粳米、西瓜皮丁，用旺火煮沸，再改用小火煮至粥成，调入白糖即成。

（四）治疗和康复

在治疗和康复的过程中要大量饮用热水，通过出汗和排小便来加速人体内乳酸类物质的排泄，能有效缓解关节肌肉酸痛的症状。

在额头、颈部、肌肉等疼痛部位用毛巾热敷，或用热毛巾进行局部擦洗，以促进血液循环，缓解肌肉酸痛。

适当对酸痛部位进行按摩，放松肌肉组织，缓解酸痛感。必要时可以口服一些解热镇痛药物，临时缓解关节肌肉的酸痛症状，如阿司匹林、布洛芬等。在热敷或出汗后，需要注意保暖和休息，避免再次受风着凉。

（施逸凡）

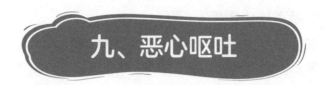

九、恶心呕吐

上呼吸道感染后，部分患者会出现恶心呕吐的症状。一方面可能是病毒起初就是通过消化道途径感染的，局部黏膜的炎性肿胀导致恶心呕吐，另一方面可能是上呼吸道感染引起的剧烈咳嗽刺激引发了恶心呕吐。此外，根据体质不同，部分患者服用抗炎药物后会刺激胃肠道黏膜，也会引起恶心呕吐。

（一）什么是恶心呕吐

恶心和呕吐是身体常见的自我防御反应。这些症状可能是某种疾病或情况的标志，也可能是身体对不洁食物、药物或环境刺激的自然反应。

在中医理论中，恶心和呕吐通常被视为消化系统失调或是身体内部不平衡的表现，可以运用针灸、中药和调整饮食等来治疗。

（二）家庭常备中成药

保和丸：适用于胃气上逆、恶心呕吐、食欲不振等症状。有助于调和胃气，缓解不适感。

香砂六君子丸：适用于脾胃虚弱所致的恶心、呕吐、食欲不振等症状。有助于加强脾胃功能。

平胃散：适用于脾胃湿滞所致的恶心、呕吐、胃痛等症状。有燥湿健脾的作用。

大青龙丸：适用于肝胃湿热所致的呕吐、恶心、口苦口干等症状。有宣肺平喘的作用。

（三）中医药特色疗法

❤ 按摩穴位

1. 内关

取穴：腕横纹上2寸，当曲泽与大陵的连线上，掌长肌腱与桡侧腕屈肌肌腱中点。

功用：内关穴有开窍回厥、镇静安神、和胃理气、降逆止呕的功效。对缓解恶心、呕吐有一定效果。针灸或压按本穴可缓解胃部不适。

操作方法：用手指重按内关，按压1分钟，以有麻胀感为度。

2. 足三里

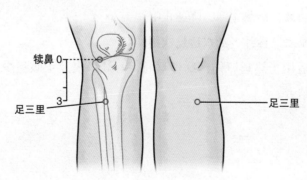

取穴：在小腿前外侧，犊鼻下3寸，距离胫骨前缘一横指。

功用：刺激足三里可以促进胃肠蠕动和消化液的分泌，对缓解恶心、呕吐以及其他消化系统问题有一定的帮助。

操作方法：用手指轻柔但有力度地按压足三里，每次持续1～2分钟，可以按压数次，以有酸胀感、得气感为度。

❤ 代茶饮

1. 甘草姜茶
材料：干姜4克、炙甘草3克、红茶2克。

功效：温中驱寒，健脾和胃。

服法：干姜切片炒干，与炙甘草、红茶共用沸水冲泡5分钟即成。每日1剂，分3次服饮。

适用于胃寒呕吐，大便溏薄者。

2. 甘蔗汁
材料：甘蔗200克。

功效：清热生津，降逆止呕。

服法：榨汁，加水适量饮用。

适用于热病津伤，反胃呕吐，心烦口渴及干咳痰少，大便燥结者。

♡ 厨房里的小药材

生姜乌梅饮

材料：乌梅 10 克，生姜汁 10 毫升，白糖适量。

做法：将乌梅、生姜、白糖冷水下锅，煮沸后即可。

作用：健脾和胃，降逆止呕。适用于脾胃虚弱，恶心呕吐，食欲不振者。

（四）预防和康复

在预防和康复的过程中，应该少食多餐，以清淡饮食为主，营养均衡。忌食肥甘厚味、辛辣刺激的食物。保持心情舒畅，避免精神刺激。

（李亚可）

十、腹痛腹泻

胃肠型感冒是感冒中的一种特殊类型。这种感冒很可能没有普通感冒的典型症状，而仅表现为食欲下降、恶心欲呕、腹痛腹泻等消化道的不适。这类感冒常常与急性胃肠炎相混淆。

（一）什么是胃肠型感冒

现代医学中，胃肠型感冒主要是由柯萨奇病毒引起。从中医来看，胃肠型感冒是风、寒、暑、湿等外邪侵袭肌表和胃肠而导致的以恶心或呕吐、腹泻、恶寒或恶风、发热为主要症状的病证。季节交替时是胃肠型感冒的高发时段，尤其在春夏、夏秋交替时，要特别警惕胃肠型感冒发生。

中医认为，外邪袭表，肺卫失调，卫气不固，则出现恶寒、恶风、发热等症状；外邪由表入里或直入脾胃、大肠，导致脾胃运化失司，升降失常，胃失和降，胃气上逆，则出现恶心、呕吐；大肠传导失司而出现腹痛、腹泻。胃肠型感冒主要涉及外感风寒、外感暑湿。

（二）家庭常备中成药

症状表现：恶心呕吐、腹痛腹泻、胸膈满闷、鼻塞、流清水样鼻涕、纳差、恶寒或发热。

推荐中成药：调胃消滞丸、午时茶等。

症状表现：暑季多见恶心呕吐、腹痛腹泻、胸膈满闷、多伴头昏头痛、肢体困重、纳差、恶寒或发热。

推荐中成药：藿香正气水（滴丸或胶囊）、保济丸等。

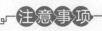

妊娠期、哺乳期妇女及儿童用药需咨询医生。

（三）中医药特色疗法

♋ 穴位按揉

用食指点按、按揉 1 分钟以下穴位，每日 5～6 次。

1. 天枢

位于腹部，横平脐中，前正中线旁开 2 寸。

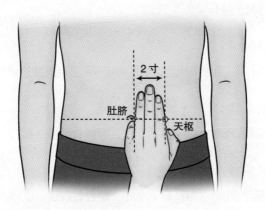

2. 足三里

在小腿前外侧，犊鼻下 3 寸，距离胫骨前缘一横指。

3. 手三里

在前臂背面桡侧，阳溪与曲池的连线上，肘横纹下 2 寸处。

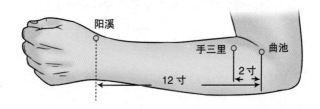

4. 合谷

在手背，第 1、2 掌骨间，当第二掌骨桡侧的中点处。或以一手的拇指指骨关节横纹，放在另一手拇指、食指之间的指蹼缘上，拇指尖下即是本穴。

5. 中脘

在上腹部，前正中线上，脐上 4 寸（剑突与肚脐连线中点）处。

6. 上巨虚

在小腿前外侧，当犊鼻下 6 寸，距胫骨前缘一横指。

7. 下巨虚

在小腿前外侧，当犊鼻下 9 寸，距胫骨前缘一横指。

8. 太白

可采用仰卧或正坐，平放足底的姿势，太白穴位于足内侧缘，当第一跖骨小头后下方凹陷处。

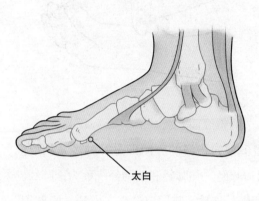

太白

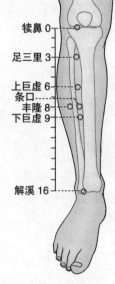

犊鼻 0
足三里 3
上巨虚 6
条口
丰隆 8
下巨虚 9

解溪 16

9. 解溪

在足背与小腿交界处的横纹中央凹陷处，当足拇长伸肌腱与趾长伸肌腱之间。

💗 小儿推拿

1. 推脾经

位置：拇指末节螺纹面。

操作方法：旋推或将患儿大拇指屈曲，循拇指桡侧边缘向掌根方向直推为补，称补脾经；由指端向指尖方向直推为清，称清脾经。补脾经、清脾经统称推脾经。

次数：100～500 次。

主治：腹泻、便秘、痢疾、食欲不振、黄疸等。补脾经能健脾胃、补气血。清脾经能清热利湿，化痰止呕。

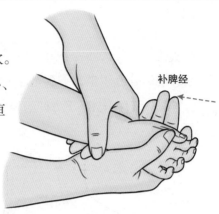

补脾经

2. 推肺经

位置：无名指末节的螺纹面。

操作方法：从指尖推向指根的方向即是补肺经，从指根推向指尖的方向就叫清肺经。补肺经和清肺经统称为推肺经。

主治：感冒、发热、咳嗽、胸闷、气喘、虚汗、脱肛等。补肺经能补益肺气。清肺经能宣肺清热，疏风解表，化痰止咳。

3. 推三关

操作方法参考头痛篇。

主治：外感风寒所致的腹痛、腹泻。有补气血、温阳散寒的功效。

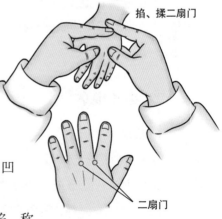

掐、揉二扇门

二扇门

4. 掐、揉二扇门

位置：掌背中指根两侧凹陷处。

操作方法：用拇指指甲掐，称掐二扇门；拇指偏峰按揉，称揉二扇门。

次数：掐5次，揉100～500次。

主治：掐、揉二扇门能发汗透表、退热平喘。揉时要稍用力，速度宜快，多用于外感风寒证。本法与揉肾顶、补脾经、补肾经等配合应用，适宜于平素体虚外感者。

♥ 中药外敷

材料：白酒30毫升，小茴香籽12克，纱布数块。

做法：先将白酒倒入碗里，再倒入小茴香籽，放在蒸锅上蒸10分钟，最后用纱布包裹好蒸过的小茴香籽。

用法：将小茴香籽纱布包放到小儿肚脐上，用掌心固定纱布包，持续捂住小儿肚脐20分钟，每日2次，连用3天。

适应证：小儿因受凉导致的腹痛、腹泻。

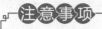

注意事项

小茴香籽温度要适宜，以免烫伤小儿。

♥ 代茶饮

1. 姜茶糖水

材料：生姜15克，绿茶10克，红糖适量。

做法：生姜洗净，刮去表皮，拍散；加绿茶共煎汁，盛入茶杯中，加入适量红糖饮服。第1次饮完后，可再次加开水冲服饮用。每日1剂。

适应证：胃肠型感冒初起者。

2. 金银花山楂蜜饮

材料：金银花 30 克，山楂 15 克，蜂蜜适量。

做法：金银花、山楂分别洗净，煎汁 3 次，每次 10 分钟，合并 3 次煎液，加入适量蜂蜜，热服。每日 1 剂，分 2 次饮用。

适应证：胃肠型感冒，症见感冒发热、头痛、口渴、食欲不振者。

厨房里的小药材

1. 荷叶粥

材料：鲜荷叶 1 张，大米、冰糖适量。

做法：大米适量，淘洗干净，煮粥；鲜荷叶洗净，覆盖粥上煮至叶熟，去叶。加入少许冰糖，空腹温食，每天吃 1～2 次。

适应证：胃肠型暑热感冒者，症见身热心烦、口渴喜饮、唇干舌燥、肢倦乏力、小便短少，或脘痞呕恶、腹胀泄泻、四肢困倦等。

2. 豉茹粥

材料：淡豆豉 10 克，青竹茹 15 克，大米、盐、糖适量。

做法：淡豆豉、青竹茹分别洗净，煎沸 3 次，每次煎沸 20 分钟，弃渣留汁；与淘洗干净的大米煮为粥。用盐或糖调味后，空腹温食，每天吃 2 次。

适应证：胃肠型感冒，外感风热、烦闷不已者。

（四）预防和康复

预防：除了注意天气变化、保持良好的心态外，更要注重饮食习惯的调整。不良的饮食习惯是导致胃肠型感冒发作的重要原因。忌暴饮暴食、贪食冷食、食用剩菜剩饭、喝生水等。

康复：中医讲"食肉则复，多食则遗"，因而在感冒后期，应少食多餐，饮食要荤素得当，饭后进行适当的步行。

注意事项

　　如果出现严重腹痛吐泻，应尽快就医。尤其是家中小儿出现剧烈水泻时要警惕轮状病毒感染的可能，尽早就医，切勿怠慢。

（田晋豪）

十一、心慌胸闷

在患者得了上呼吸道感染后，如果心慌胸闷频繁持续出现并伴有高热，或胸痛、喘憋、呼吸困难、体力明显不适等症状，和上呼吸道感染之前的状态明显不同，需尽快到医院就诊，由医生辨别是否进一步发展为肺炎或病毒性心肌炎。

特别是对于老年群体、有慢性基础疾病和身体虚弱的人来说，感冒后出现心慌、胸闷、气短等症状需要格外关注。因为这部分人群的身体机能下降，容易出现各种并发症，如肺心病、心脏病等，需要进行全面的身体检查，以便及时发现和治疗。

此外，在现代社会，引起上呼吸道感染的病原体种类多样，如流感病毒、冠状病毒、呼吸道合胞病毒、支原体等，给人们的健康生活造成困扰，因"焦虑"造成的心慌胸闷已成为许多人面临的常见问题。中医认为，因焦虑造成的心慌胸闷与心、肝、脾等脏腑的功能失调密切相关，应注意放松心情，保证睡眠充足，舒畅气机。

（一）什么是心慌胸闷

心慌是自觉心中跳动不安的一种症状，俗称"心慌""心跳"，即心悸。中医又称为惊悸、怔忡。因惊而悸谓之惊悸，惊悸时作时止，病情较轻；无所触动而悸谓之怔忡，怔忡发作没有时间，病情较重。心动悸以心悸为主要特征。心、脑系统疾病常见心悸，肺系疾病、虚劳类疾病、瘿气等病中亦常出现心悸。心慌心悸可见于冠心病、高血压、风心病、肺心病、心功能不全、各种心律失常、心脏神经官能症等多种功能性或器质性心脏病，以及贫血、甲亢之人。

胸闷是一种主观感觉，即呼吸费力或气不够用。轻者没有不舒服的感觉，重者觉得自己非常难受，像是被石头压在胸膛上，甚至出现呼吸困难，可伴随其他症状如胸痛、压迫感、心悸、喘、灼热感、吐酸水、冒冷汗、恶心、呕吐等。胸闷可能是身体器官的功能性表现，也可能是人体发生疾病的最早症状之一。

因此，当上呼吸道感染伴随心慌胸闷症状时应注意休息，如果症状持续加重，伴体力明显不适，要尽快前往医院辨别心、脑、肺等部位有无器质性病变。当除外器质性病变后方可进行居家治疗与养护。

（二）家庭常备中成药

症状表现：心慌心悸，胸闷气短，深吸为快，乏力易汗，口干欲饮，眠浅易醒。

推荐中成药：生脉饮（党参方）或生脉饮（红参方），归脾丸或逍遥丸。

药物使用说明

◆ 伴有口渴喜凉、疲惫困倦的患者建议用党参方，益气养阴更宜。

◆ 伴有恶风畏寒、手脚偏凉的患者建议用红参方，益气温阳更佳。

◆ 平素气血不足的患者建议同时使用归脾丸益气养血，补土生金。

◆ 平素焦虑郁闷的患者建议同时使用逍遥丸疏肝解郁，理气健脾。

症状表现：心慌胸闷，自汗。

推荐中成药：玉屏风颗粒。

症状表现：心慌胸闷，失眠，心神不宁。

推荐中成药：天王补心丹、柏子养心丸。

症状表现：心慌胸闷，舌质紫暗。

推荐中成药：复方丹参滴丸（片）、稳心颗粒等。

（三）中医药特色疗法

♡ 穴位按摩法

1. 内关

取穴：腕横纹上 2 寸，当曲泽与大陵的连线上，掌长肌腱与桡侧腕屈肌肌腱中点。

操作方法：每天用左手的拇指尖按压右胳膊的内关穴，每次按压 5～10 分钟，每天 2～3 次，可以宽胸理气。

2. 膻中

取穴：正中线平第四肋间隙。

操作方法：用大拇指先顺时针方向轻轻按揉，再逆时针方向按揉，每次各 30 下，动作要均匀有力，按摩膻中穴可以调节神经功能，松弛平滑肌，扩张冠状血管，改善咳嗽、心悸、胸闷、心烦等。

3. 神门

取穴：手掌朝上，在手腕横纹内侧（小拇指侧）尽头凹陷处。

操作方法：点拨神门可以刺激尺神经，减慢心率。可与按压内关穴结合，每次 5 分钟，有宁心安神的作用。

神门

℃ 耳穴压丸

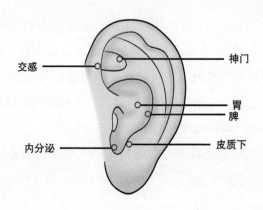

交感　　神门

胃
脾

内分泌　　皮质下

采用王不留行籽、莱菔子等丸状物贴压于耳郭上的穴位或反应点，通过其疏通经络，调整脏腑气血功能，促进机体的阴阳平衡，以防治疾病、改善症状。常用选穴有交感、神门、心、肺、小肠、皮质下等，每次选取 2～3 个穴位即可。

♥ 厨房里的小药材

1. 西洋参圆肉饮

用西洋参、桂圆、红枣各适量煮水代茶或熬粥服用，可以改善心慌、乏力、食欲差的症状。

2. 生脉饮

用红参、麦冬、五味子、适量冰糖煮水，具有益气、养阴、生津的作用，可以改善心慌、胸闷、气短、乏力、白天汗多等症状。

♥ 功法锻炼

"健身气功六字诀"源于先秦，由晋代著名医药学家陶弘景总结而成，"百岁药王"孙思邈曾将此功作为日常保健气功，练习这套呼吸吐纳法可以起到调理五脏和三焦经的作用。现代研究表明，常做这套保健气功可以有效改善心肺功能、缓解紧张情绪、降低血压和心率。

该套气功通过默念和练习特定的汉字来调节身体的气息和平衡。这些汉字分别是嘘（xū）、呵（hē）、呼（hū）、呬（sī）、吹（chuī）和嘻（xī）。每个字都有其特定的功效和对应的内脏器官。

- 嘘字对应肝脏，有助于疏解胸中的郁闷，减轻眼睛疲劳，以及缓解肝区不适等症状。
- 呵字对应心脏，能够改善心悸、心绞痛等症状，是养心的重要方法之一。
- 呼字对应脾脏，有助于健脾益气，改善食欲不振等问题。
- 呬字对应肺脏，有益于止咳化痰，增强免疫力。
- 吹字对应肾脏，可以温补肾阳，改善腰酸腿软的症状。
- 嘻字对应三焦，可以用于调理全身气血，促进新陈代谢。

健身气功六字诀的具体练习方法和注意事项包括：

- 选择合适的姿势，如站姿或坐姿，保持身体放松。
- 在呼气的同时，默念相应的字音，但不需发出声音。
- 每个字音练习 6～12 次，也可以单独练习某个字。
- 每天练习 1～2 次，可以选择配合静功或不配合动作的形式。
- 根据季节变化选择合适的字音进行练习，以达到养生和治疗的效果。

（四）预防和康复

在季节变换时要注意增加营养，适量运动，充足休息，劳逸结合，提高机体免疫能力。做好个人卫生和饮食卫生，对工作和居住环境进行定期清洁和消毒杀菌处理。注意个人防护，公共场所戴口罩，饭前便后洗手，减少病原体感染的可能。出现发热、肌肉酸痛、疲乏等症状，需及时就医、规范诊治。保持情绪稳定，心情愉悦，避免大喜大悲等情绪刺激或忧思过度。注意休息，避免熬夜，作息规律，适当锻炼，养心怡神。年老体虚者应当加强营养，调摄身体，补益气血。饮食上少食肥甘、辛辣、酒醴、浓茶、咖啡等。规律用药，如降血压药、降血糖药、治疗冠心病药物等应在医生指导下调整使用，不可随意自行调整。

（高子恒）